開花期のケシ畑。ケシの未熟果実からモルヒネを含むアヘンが取れる

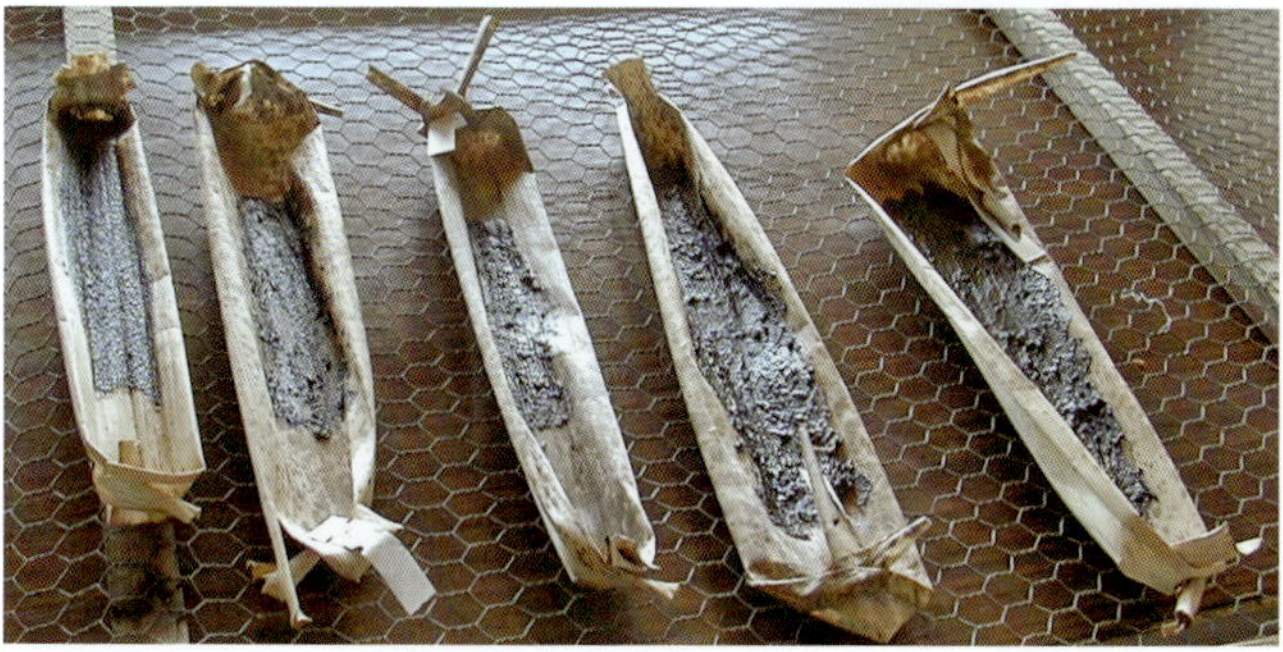

乾燥中のケシ乳液（生アヘン）

（写真：共に須藤浩）

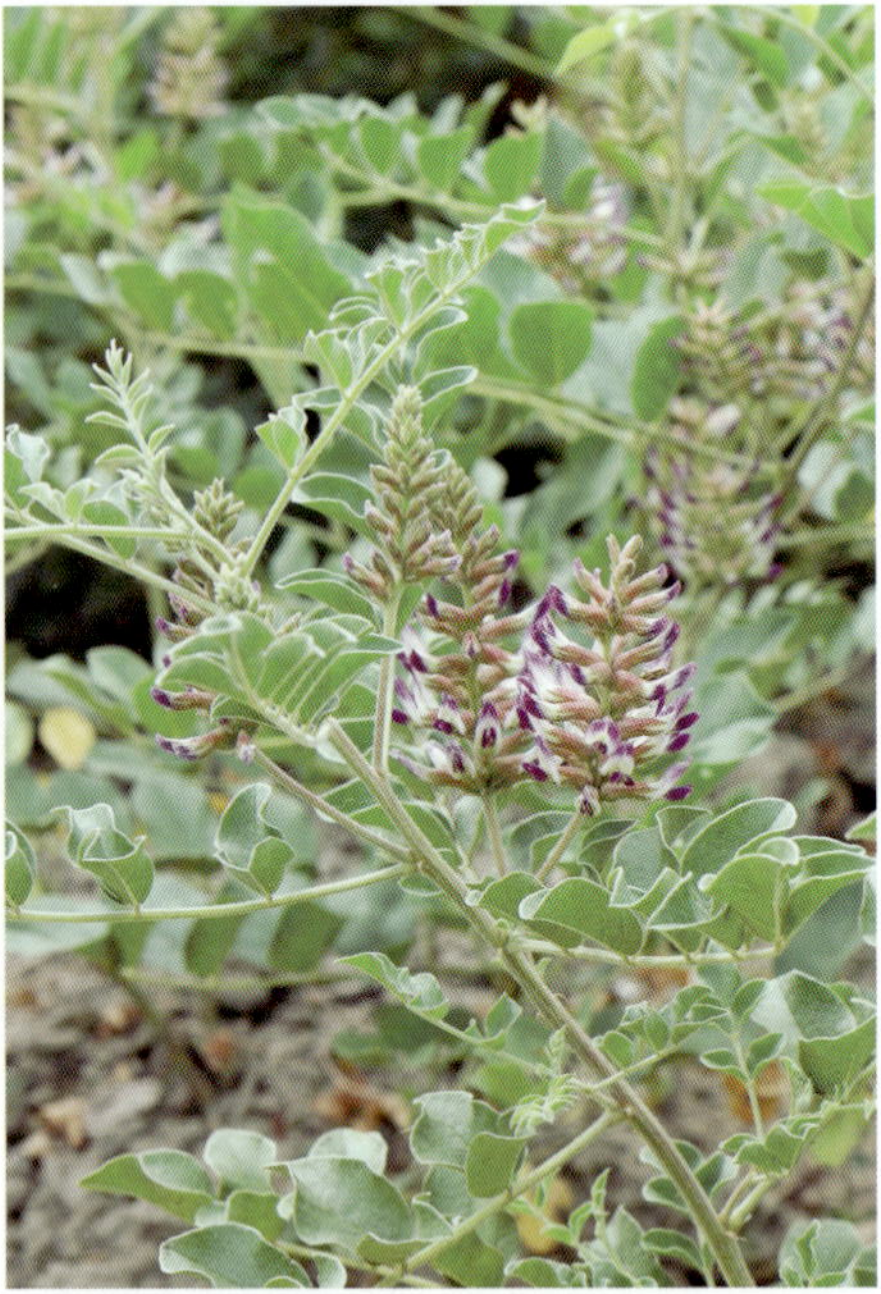

漢方薬の7割に含まれる生薬、甘草の原料となるウラルカンゾウ

（写真：見開き共に須藤浩）

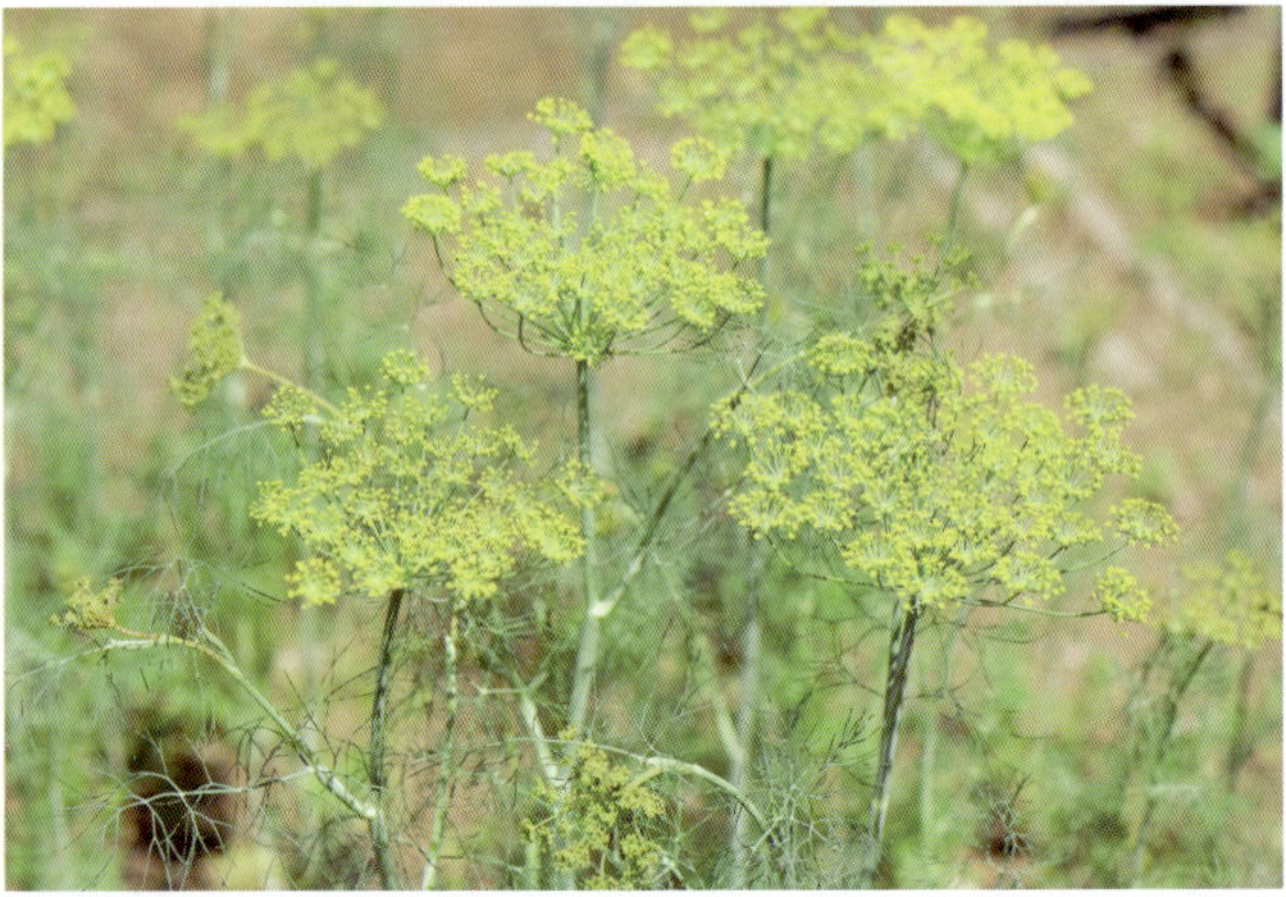

スパイスやハーブとしても使われるウイキョウ（茴香）

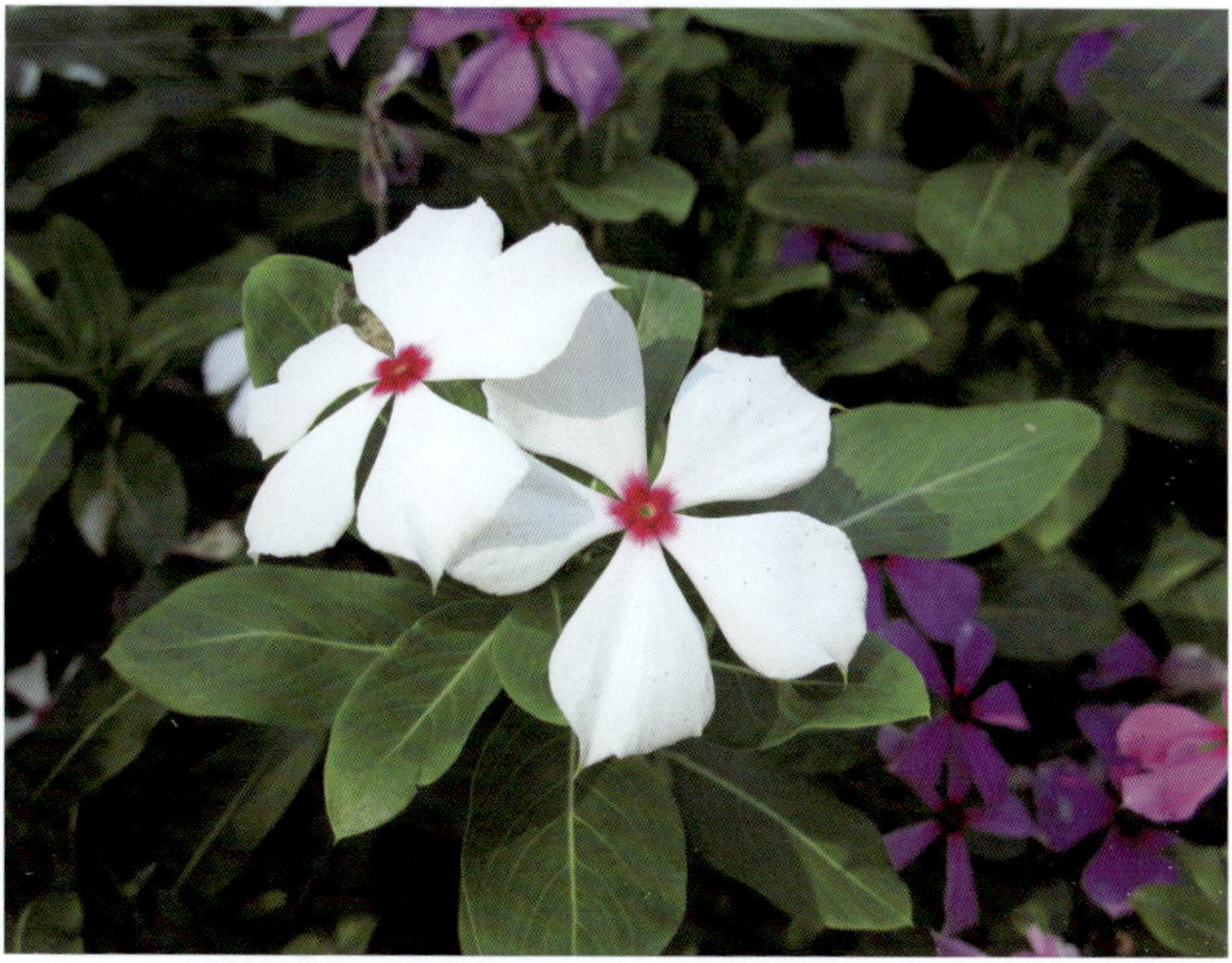

抗がん薬ビンカアルカロイドを作るニチニチソウ

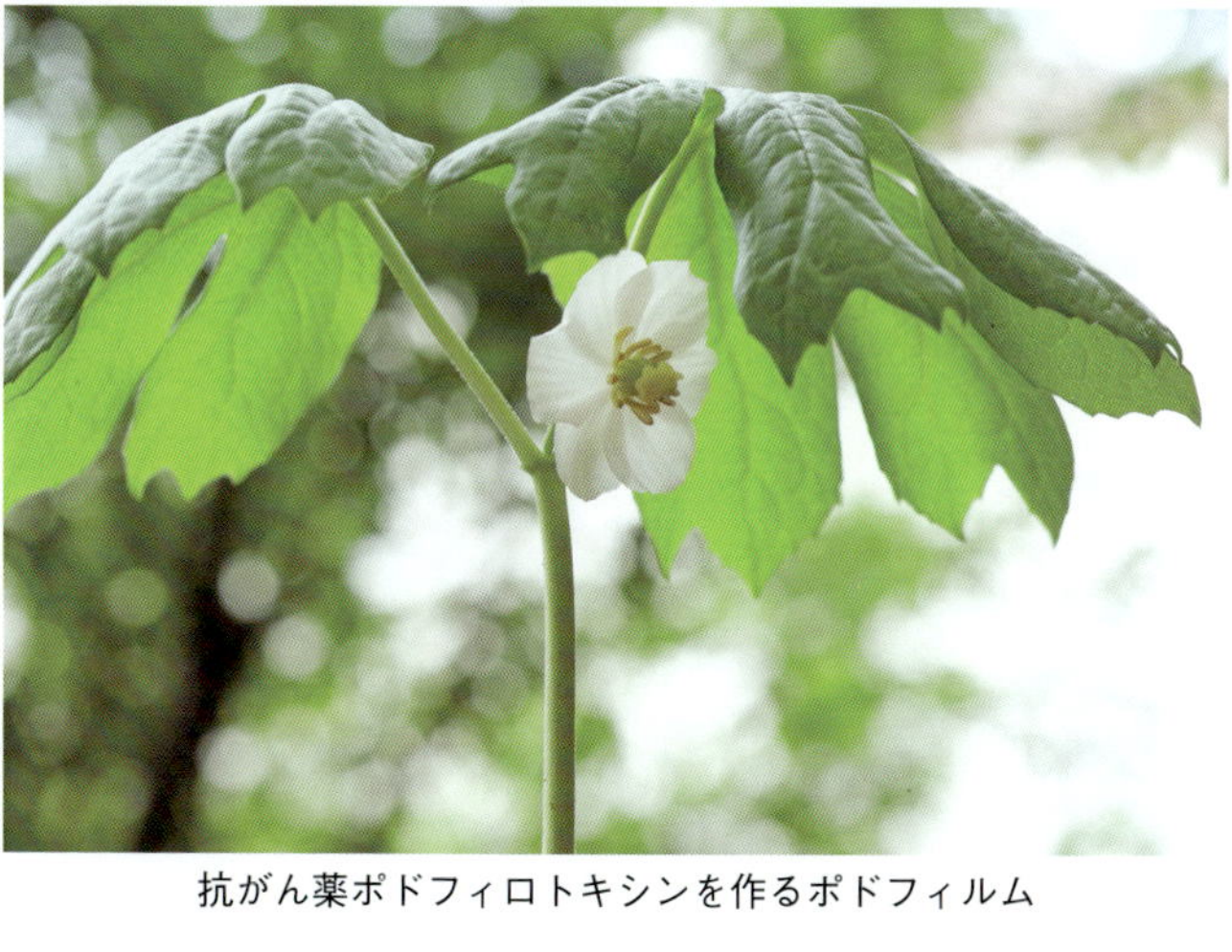

抗がん薬ポドフィロトキシンを作るポドフィルム

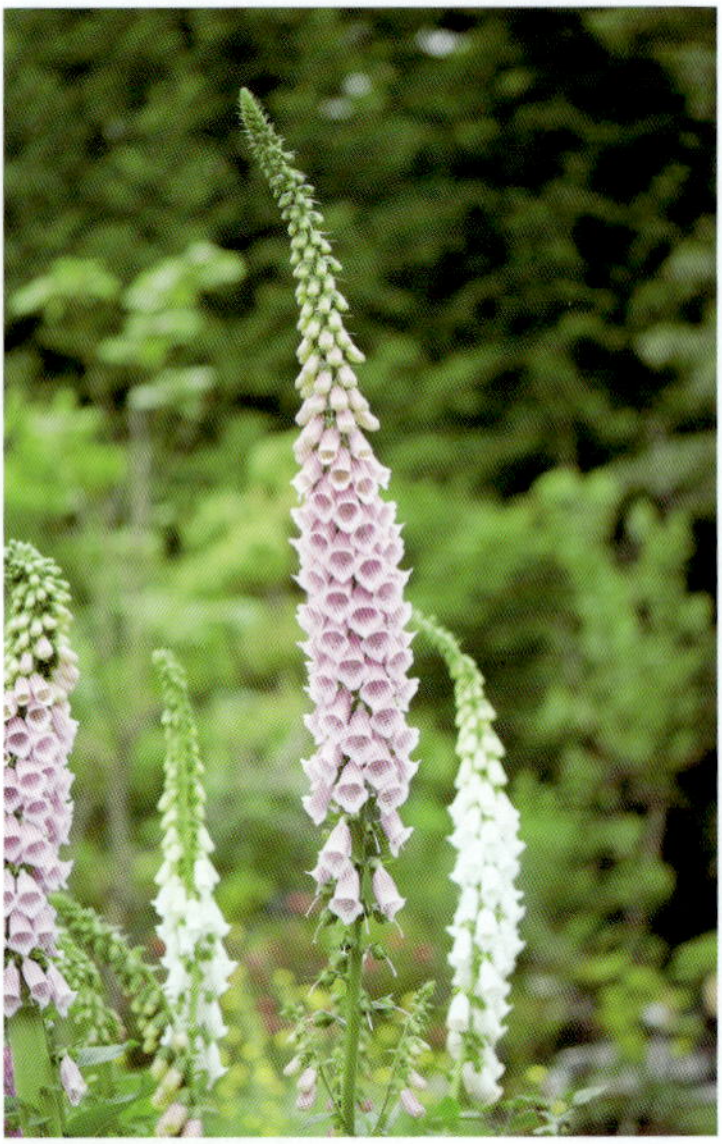

葉が強心薬の原料となるジギタリスの花

（写真：須藤浩）

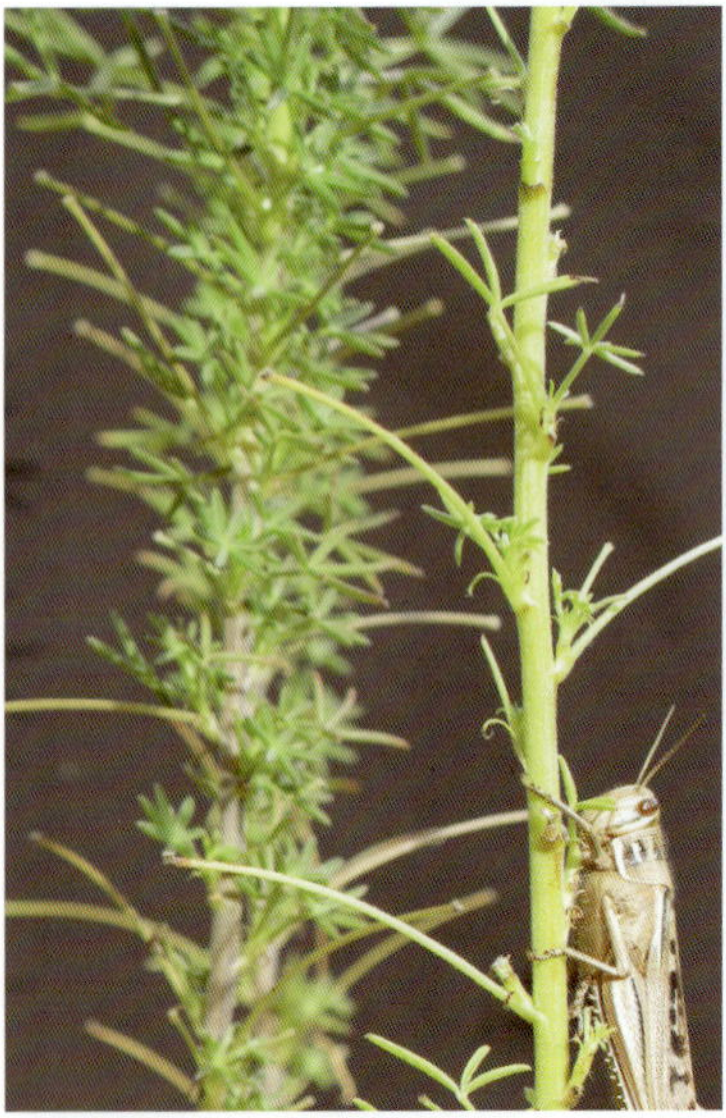

ルピナスには2種類ある。アルカロイドを含まないスイート変種はツチイナゴの食害を受けるが（写真手前）、アルカロイドを含むビター変種（奥）は食害を受けない

（写真：ソムヌク・ブンスパ）

植物はなぜ
薬を作るのか

斉藤和季

文春新書
1119

植物はなぜ薬を作るのか　目次

第三章　植物はなぜ薬を作るのか？ 95

第四章　植物はどのように薬になる物質を作るのか？　127

第五章　植物の二次代謝と進化のしくみ

構成：飯塚りえ
図版製作：株式会社ウエイド（原田鎮郎）
ＤＴＰ製作：エヴリ・シンク

プロローグ

「植物のちからを健康に」
「自然の恵み、植物の力に感謝」
「注目を集めている植物の力、〝ボタニカルパワー〟」
「植物の力を暮らしに、植物からもらえる自然のパワー」

いずれも巷にあふれる植物成分を売り物にした商品や会社のキャッチフレーズです。これを見ると、植物は人間に優しく恵みを与え、植物成分は健康をもたらしてくれるものと、私たちは思ってしまいます。

確かに、現代の科学技術が高度に発達したストレスの多い社会において、植物やその化学成分が、私たちの生活にうるおいと安らぎをもたらし、薬や健康食品として、健康の増進に役立っていることは間違いがありません。実際に非常に多くの薬が植物から得られています。誰もが何らかの形で、毎日植物からの化学成分の恩恵にあずかっているのです。

しかし、植物の側から見たときに、植物は私たち人間に恵みを与えるつもりでこれらの化学成分を作っているのでしょうか？

恵みをもたらしていると考えているのは、一方的に人間の側だけから見た勝手な思い過ごしではないでしょうか？　もし、そうだとしたら、なぜ植物はこのような化学成分を作り出すのでしょうか？

本書は、そのような基本的な問いかけに答えようとして書かれています。

植物が作る化学成分は、人類が誕生したときから薬として使われてきました。また、私たちが現在も使っている多くの薬も植物成分がもとになっています。

植物成分は薬ばかりでなく、香料、色素、化粧品原料、食料（デンプンや砂糖などの炭水化物、タンパク質、食物繊維、味噌や醤油などの調味料の原料）、動物飼料、繊維、工業原料などとして用いられ、我々の生活を広く支えています。

植物成分は、すべての植物あるいは動物にも共通して存在する「一次代謝産物」と、ある植物種にしか存在しない「二次代謝産物」に分けることができます。

二次代謝産物は植物種特異的に存在するので、「特異的代謝産物」あるいは「特異的成分」「特化代謝産物」などとも呼ばれています。薬などに用いられている植物成分は、多くの場合この二次（特異的）代謝産物です。

しかし、なぜ植物がこのように私たちにとって有益な物質を作るのか、どのようにして作るのかが解明されてきたのは、比較的最近のことです。分子生物学やゲノム科学という先端的な科学の発展によって、植物の巧みな生存戦略に隠された、植物成分を作る意義とその方法がわかってきました。

そこには、40億年の生命の歴史に隠された植物のしたたかな戦略と、人間も含めて同じ環境に共存する生命との巧みな相互作用（協力関係や敵対関係）があったのです。

これらの秘密を知ることによって、私たちは今までに植物からどのくらい恩恵を受けてきたのか、今後どのように植物を含む地球上の生命体と共存していけば良いのかについて、示唆が得られることと思います。

筆者は薬学という世界に、学生時代も含めて40年以上も関わってきました。その薬学の中でも、生薬《しょうやく》や植物からとれる薬の成分がどのようにして作られるのか？　この植物成分は植物や人間にとってどのような意義を持つのか？　を問い続けています。

薬学を含めて生命科学の分野は、２０００年以降、劇的に進展しました。それは、この十数年で高等生物である植物や人間が持っている全てのＤＮＡ情報であるゲノム配列が次々と決定されたからです。このゲノムには植物や人間など生命をつかさどる全ての情報が刻まれています。それを知ることによって植物や人間を含めた生命の営みを、根源的に理解出来る糸口が得られたのです。

たとえば、患者さん一人一人が持っている個人のゲノム情報を利用することによって、その患者さんに最も適した抗がん薬などの投与計画が立てられるようになってきました。

このゲノム科学の進展は、生薬や漢方薬、植物成分の分野にも目を見張るような進展をもたらしました。

「甘草《カンゾウ》」という生薬の名前を聞いたことがある方もいらっしゃると思います。甘草は文字通り、その根に非常に強い甘味をもつ生薬です。漢方薬は複数の生薬を組み合わせて配合しますが、甘草はそのような漢方薬の7割に配合されており、最も汎用されています。この強い甘味（砂糖の30～150倍）は甘草に含まれる「グリチルリチン」という低カロリー甘味成分によるものです。グリチルリチンは医薬品だけでなく多くの食品に天然甘味料として含まれており、ほとんどの方は毎日必ず少しは口にしているはずです。しかし、この甘草の供給はほとんど中国からの輸入に依存しており、最近の中国国内での需要の高まりや生産地域の砂漠化への危惧によって輸出制限が始まっています（65ページ参照）。

甘草の供給不安が深刻化するなかで、私たちは甘草のゲノム情報を用いて、グリチルリチンを作る遺伝子を探し出し、バイオテクノロジーの力によってグリチルリチンなどの甘草の有効成分を作る研究をおこなってきました。そのようにして探し出した遺伝子を使って、グリチルレチン酸というグリチルリチンの一歩手前までの成分を人工的に酵母で作ることに成功しました（216ページ参照）。また、ごく最近、甘草の全ゲノム配列を決定することにも成功し、この最も重要な生薬の全貌を明らかにする見通が立ちました。

生薬とか漢方薬の研究と言いますと、「独特のにおい」とか「根っこの味がする」など、とかく古めかしく辛気くさい印象の強い分野ですが、ゲノム科学の進展によって世界の最も先端的な科学になったのです。

筆者は、生薬や薬用植物成分について、その古めかしく辛気くさい場面から最先端のゲノム科学やバイオテクノロジーまで、その変遷を現場の研究者としてリアルタイムで見てきました。その中で、「植物からのメッセージを伝えなければ」という思いに強く駆られました。植物は、進化という厳粛な自然の審判に耐えながら、極めて巧みに設計され、洗練された方法で、多様な化学成分を作るという機能を発達させてきたのです。私たち人間はそれを薬として少しだけお借りして使わせてもらっているに過ぎません。

そのことを伝えるために、いわばもの言わぬ植物からの伝言メッセージをまとめたものが本書です。

本書の第一章では、東西での医療に関する考え方の違いも交えて、植物からの薬について考えます。

第二章では、薬になった植物成分について、身近な例を挙げながら解説します。

第三章では、なぜ植物は薬を作るのかという問題について、いくつかの実例を挙げながら考えます。

第四章では、どのように植物は薬の元になる物質を作るのか、その仕組みについて考察します。

第五章では、このような薬になる成分を作る仕組みが、どのように進化したかについて考えます。

第六章では、その仕組みを応用したバイオテクノロジーによる植物成分の人工的な生産について見ていきます。

最後に、第七章では、人類はどのように植物と相互共存していくべきかについて考え、未来の展望と期待を述べます。


文中に化学構造式が何度か出てきますが、難しく思う必要はありません。これらの化学構造式はいわば挿絵やイラスト、マンガと思って眺めてください。薬になる物質の化学構造式も、その作用にも思いをはせると芸術性が感じられると思います。また、少し化学の知識がある人や興味のある人にとっては参考になるでしょう。いくつか関連する事項をコラム記事として掲載しました。これらは本文の理解の参考にもなりますし、一話で完結するように書きましたのでそれだけを読んでも楽しいと思います。

本書が、読者の植物と植物成分についての理解と興味の増進の一助となり、物言わぬ植物のしたたかな生き方に思いを馳せていただければ幸いです。

第一章　植物から作る薬

人類は、古くから様々な植物を薬として使って来ました。それぞれの植物には病気を治したり、体の調子を整えたりする化学成分があることを経験から学んできました。

本章では、古代からの東西での医療に関する考え方の違いも交えて、植物が作る薬について考えます。

■古代から人類は植物が作る薬を使ってきた

チンパンジーも薬を使っている

人類がその誕生と同時に、身近な植物を薬として用いてきたことに疑いはありません。チンパンジーなどの霊長類ですら、植物を薬として使っているという証拠があります。

アフリカでチンパンジーの生態観察を行っている研究チームの報告によると、明らかに病気と判定されたチンパンジーが、普段は口にしない苦味の強いキク科の植物の髄液（茎からしみ出た液）を飲み、約1日後に体調が回復することが観察されたというのです。

そこで、別の研究者がこの植物の化学成分を調べたところ、セスキテルペンラクトン類とステロイドグルコシド類という特徴的な化合物が見つかりました。そしてこれらの化合物には、寄生虫の産卵を抑制する作用のあることがわかりました。

つまり、チンパンジーはこの植物を食料としてではなく、薬として寄生虫の駆除に使っていたというわけです。

薬の発見はセレンディピティーによる

チンパンジーが薬として植物を使っていたくらいですから、人類が早い段階から植物を薬として用いてきたとしても意外ではないでしょう。紀元前4000～3000年頃に遡るメソポタミアの粘土板（タブレット）には、楔形文字による病気や医薬の記載がありますし、古代のエジプト、中国、インドでも同様に薬に関する記述が見つかっています。

古代では病気を治癒する神秘的な力が薬草にはあると考えられ、薬草はむしろ呪術に近い使い方をされていました。たしかに、脳神経系に作用し幻覚作用を示す成分を含む植物があるので、こうした薬草を古代人は呪術に用いたのでしょう。

これらの薬となる植物の発見は、いわゆるセレンディピティー（偶然の所産）と言われるものです。つまり、チンパンジーであっても人間であっても、たくさんの植物をかじったり、食べたりする試行錯誤のなかで、偶然に薬効（薬となる効果）のある植物を探し当てたというわけです。その知識が伝承として伝えられてきました。

■自然からの薬「生薬」

「生薬」自然にもっとも近い薬

こうして、植物などの天然物は薬として経験的に用いられてきたのですが、時代が下るに連れ、その知識が体系化されていきます。生薬《しょうやく》というのは、天然物に由来する素材を精製せずに用いる薬のことです。たくさんの物質が混ざった混合成分から、単一の成分だけを取り出す作業を精製というのですが、生薬はこの精製作業をせずに、たくさんの成分が混じり合ったままで薬として使います。植物、動物、鉱物などが生薬の天然素材として用いられますが、植物由来のものがその多くを占めます。

このようにいわゆる「草根木皮」を素材とすることが多いため、生薬を〝木薬〟とみなして「キグスリ」と呼ぶこともあります。植物、動物、鉱物などの天然素材を新鮮なまま使うこともありますが、多くの場合は乾燥させたり、抽出や蒸留などの簡単な操作を加えて薬として流通させています。

医薬品は厚生労働大臣が定めた医薬品の規格基準書である『日本薬局方』という公定書によってその規格が定められています。

生薬も『日本薬局方』によって規定されており、「動植物の薬用とする部分、細胞内容物、分泌物、抽出物、又は鉱物など」と定められています。『日本薬局方』はいわば薬の法

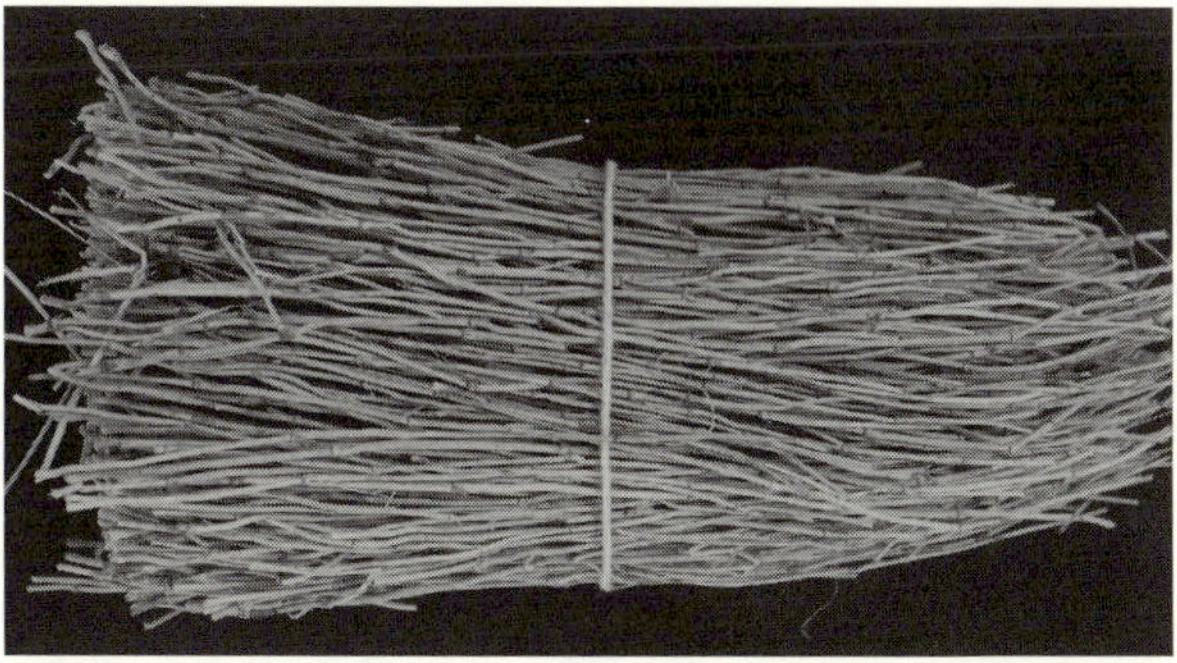

麻黄

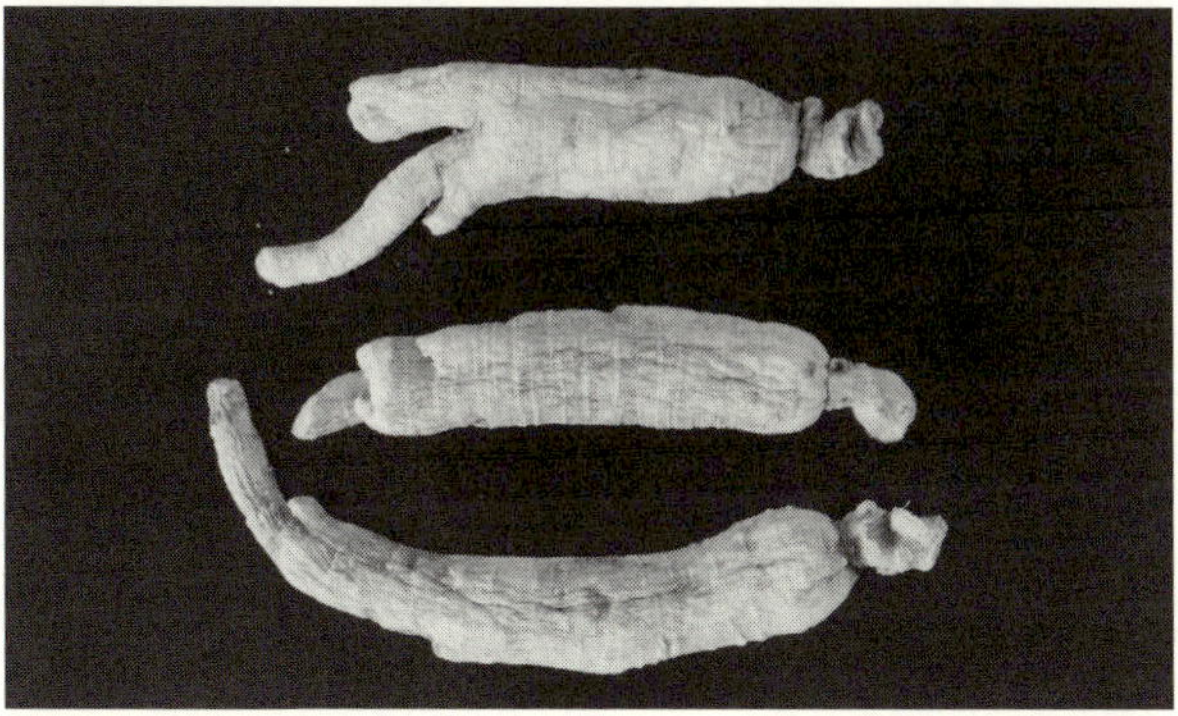

人参　（写真：共に須藤浩）

律のようなものなので、厳密な規定が可能な生薬だけを記載していますが、実際の市場や製剤の現場では、これに収載されていない生薬も多く使われています。『日本薬局方』に記載されている生薬類は約３００種ですが、市場ではおそらくその倍以上の生薬が使われています。

生薬はこのように、植物、動物、鉱物由来の素材を精製して単一の化学成分にすることなく、そのまま使用する点に特徴があります。従って、英語では生薬を、〝crude drug〟（クルード・ドラッグ：精製していない医薬品）といいます。

よく知られている生薬の例としては、甘草《カンゾウ》、桂皮《ケイヒ》、大黄《ダイオウ》、麻黄《マオウ》、人参《ニンジン》などがあります。生薬でいう人参は、いわゆる薬用人参（一般には高麗人参、朝鮮人参ともよばれます）のことで、野菜のニンジンのことではありません。

【コラム１】生薬にまつわる特有の言葉

生薬についての話では、普段聞きなれない言葉がしばしば出てきます。それについて簡単に説明します。

ある生薬の「基原植物」というのは、その生薬の原材料となる植物のことです。国が定めた医薬品の規格基準書『日本薬局方』では、基原植物が植物分類学上の１種の場合もあれば、２種以上あるいはそれらの雑種を定めている場合もあります。例えば甘草の場合、『日本薬局方』では、ウラルカンゾウとスペインカンゾウが基原植物として定められています。

次に、「エキス」というのは、植物や生薬を、水やアルコール、あるいはエーテルなどの溶媒に浸して含有成分を溶かし出し、その後に濃縮したもので、化学成分の混合物です。オランダ語や英語のエキストラクト（Extract：抽出）から来ています。これと似たものに、「チンキ」という製剤がありますが、これは生薬などを水とアルコール混合液あるいはアルコールのみで浸出したままの製剤で、エキスのように水や溶媒を蒸発で除き成分を濃縮することはしていません。

「精油」（またはエッセンシャルオイル）というのは、香りのよい植物や生薬から得られる、揮発性油成分の混合物のことです。

精油は、次のように作られます。

水に浸した植物や生薬を加熱沸騰させて、水蒸気とともに蒸留（水蒸気蒸留）します。すると、植物中の揮発性の油成分も、沸騰した水蒸気と共に分離されてきます。油成分は水には溶けないので、その蒸留液を冷却すれば油成分、つまり精油が得られるというわけです。

丁子《チョウジ》や茴香《ウイキョウ》のように、元の生薬重量の数％から20％近く精油を豊富に含む生薬もあ

ります が、多くの植物からは1～2％の精油しか得られません。

また「修治《しゅうじ(ち)》」という処理方法もあります。通常、生薬は植物を乾燥させるなどの簡単な処理しかしないことが多いのですが、蒸したり、加熱したり、もっと積極的な加工処理をして使う方法です。

例えば、トリカブトの根はそのままでは毒性が強いので、高圧蒸気処理したり、食塩などに浸して加熱したりして修治を行い、毒性を低くした附子《ブシ》（または加工附子）として使います。

また、人参はオタネニンジンの根ですが、これを蒸して修治したものは紅参《コウジン》とよばれ、成分や薬効がもとのニンジンとはやや異なるといわれています。

【コラム2】医薬品の規格を定めた『日本薬局方』

『日本薬局方』というのは医薬品等に関する法律により、医薬品の性状及び品質の適正を図るため、厚生労働大臣が定めた医薬品の規格基準書です。

日本ばかりでなく、世界の多くの国や地域が、それぞれの薬局方を公定書として定めています。「方」というのは「処方」などと同じく、薬の作り方や配合を示した指南書の意味で、上記のように厚生労働省告示で公式に定められていますが、いわゆる

「法」ではありません。

我が国では、1886年（明治19年）に最初の『日本薬局方』が発布されて以来、定期的（最初は10年、最近は5年ごと）に改正が繰り返され、現在は2016年（平成28年）4月から適用されている第十七改正『日本薬局方』が最新です。

この第十七改正『日本薬局方』では、約2000ページの文書に、通則、生薬総則、製剤総則、一般試験法のほか、医薬品各条として1962品目の薬について、医薬品として守らなければならない個別の基準が詳しく定められています。この中で、生薬や漢方方剤などの単一成分によらない天然医薬品は、「医薬品各条　生薬等」として324品目が定められています。

この生薬の項目では、名称とともに基原植物と薬用部位が規定され、生薬の性状、確認試験、純度試験などとともに、主要成分の含有量が規定されている場合もあります。

例えば、甘草は、グリチルリチン（『日本薬局方』ではグリチルリチン酸と記載）を、生薬の乾燥物に対して2・0％以上を含む、とされており、この基準にあわない甘草は局方医薬品として使えません。しかし、この基準以下のグリチルリチンしか含まない甘草も、食品や食品添加物の原料としては使うことができます。

「生薬学」は薬学の源泉

生薬に関する学問分野を「生薬学」といいますが、これは英語の〝Pharmacognosy〟（ファーマコ・グノシー）の訳です。

〝Pharmacognosy〟は、「薬に関する」という意味の〝pharmaco-〟と、ギリシア語で「知識」を意味し、「霊知」とも訳される〝gnosis〟に由来する〝-gnosy〟（知識学）を融合した言葉です。従って、〝Pharmacognosy〟を直訳すると、「薬の知識学」となります。「薬の知識学」はすなわち薬学ですから、この訳語は生薬学が薬学の源泉であることを如実に示しています。いまでも大学の薬学部の授業では、薬の歴史と生薬学を初めに学びます。

「本草学」は薬草についての知識

〝Pharmacognosy〟を「生薬学」と訳したのは明治時代に入ってからです。それまでわが国では、薬学はすなわち「本草学」でした。「本草」という言葉はもともと中国の漢時代の書物に見られますが、日本において明治時代になるまで広く使われて来ました。

本草とは、狭義には「薬となる植物」、すなわち薬草のことです。広義にはより広く植物一般を示すこともあります。それらについての学問である「本草学」とは、薬用植物とそれを用いた治療に関する知識体系のことです。このことからも薬学が、もともとは草根木皮に由来する生薬に関する学問から発展したことがよくわかります。

生薬という言葉からは、漢方など東洋的な背景が想像されるかもしれませんが、実は、東洋、西洋の区別なく、薬を作る上での基盤となっているのです。

■薬はどのように天然物から開発されたのか？

中国最古の薬物書『神農本草経』

「西洋医学」「東洋医学」という言葉があるように、薬の歴史・文化の発展にもまた、西洋的な流れと東洋的な流れがあります。

　後漢の時代（25〜220年）に揚子江以北から黄河以南に伝わっていた薬草とそれらの薬効が『神農本草経《しんのうほんぞうきょう》』という書物にまとめられました。著者あるいは編者は特定出来ませんが、後に述べる同時代の医師の張仲景や華佗が編纂に関わるか、大いに影響を与えたと思われます。『神農本草経』は中国における最古の本草書・薬物書であり、後代に365種の生薬を記載した書物にまとめられ、それが現代まで伝えられています。

　また、揚子江以南の江南地域は高温多湿のため植物相も豊かですが、一方、伝染病なども多く発生しました。そこで、張仲景は『神農本草経』が著された時と同時期の後漢の時代（200年頃）この地域を中心とした伝承処方を集め、『傷寒雑病論《しょうかんざつ(ぞう)びょうろん》』という書物に体系化しました。これは、漢方の診断と処方についての初めての書物です。漢方処方では、1種類の生薬だけを使うことは稀で、多くの場合数種の生薬を混ぜて一つの処方を構成します。

『傷寒雑病論』はその後、主に急性熱性病（いわゆる傷寒）や伝染病の治療を目的とし100余りの処方を記載した『傷寒論』と、雑病（慢性病）を対象とした『金匱要略《きんきようりやく》』に分かれて刊行されました。これらは漢方医学のバイブルとも見なされる書物で、患者の症状や体質を総合的に判断して、最も適合する処方を決める指針が示されており、現代でも漢方治療の古典的指針として用いられています。

このように、漢方の考え方の根本には、患者全体を診て人間の自然治癒力や生体機能のバランスを重視するなど、東洋医学的な全体システム主義（臓器や細胞のような個別の人体要素よりも、患者個人をシステム全体として重視する考え方）があります。

【コラム3】『神農本草経』における生薬の分類

『神農本草経』では「三品分類」といって、365種類の生薬を「上品《じょうほん》」「中品《ちゅうほん》」「下品《げほん》」の三つに分類しています。

「上品」には上薬120種が含まれ、「君」と称される薬の中でも最も位の高いものです。生命を養う「養命薬」であり、強い作用がなく無毒なので、たくさん服用しても、また長く飲み続けてもよいとされています。身を軽くして気を養う「軽身益気」

『神農本草経』における生薬の分類

上品	君	生命を養い無毒。多服久服してよい。軽身益気、不老長寿	甘草、人参、桂皮、柴胡
中品	臣	性（体力）を養う。使い方次第で無毒にも有毒にもなる。病気を予防し疲労を補う	当帰、芍薬、麻黄、葛根、苦参
下品	佐使	治療薬。有毒であり長期服用してはならない	大黄、附子、半夏、杏仁

の効用が得られる不老長寿の薬です。甘草や朝鮮人参、シナモンとしても知られる桂皮、セリ科の生薬である柴胡《サイコ》などが代表的なものです。

「中品」は「臣」、真ん中の位です。120種あり、性（体力）を養い、使い方次第で無毒にも有毒にもなります。病気を予防し疲労回復を助ける薬でもあります。婦人病によく使われる当帰《トウキ》、芍薬《シャクヤク》の根、風邪薬で知られる麻黄や葛根《カッコン》などが含まれます。

最後にくるのが「下品」です。125種類あり、「佐使」と呼ばれる、召使いに相当するランクの薬です。これが現代薬の多くを占める治療、治病薬です。有毒なので長期間服用してはならず、病気になったときに使うものです。たとえば便秘薬に使われる大黄があります。悪いものを食べてしまい、すぐに排泄したほうがよい場合に用いられる生薬です。他に下品に含まれる薬には、附子（トリカブト）や半夏《ハンゲ》、杏仁《キョウニン》（アンズの種）など有毒のものがあります。

こうした分類を見ても、一番上等なのは不老長寿を支える薬で、根底には医食同源の考え方があります。現代において病気を治そうとして使っている薬はすべて下品の薬であり、『神農本草経』から見ると、最も望ましくない使い方ということになるわけです。

近代薬学はモルヒネの単離から始まった

一方、西洋においては、錬金術から発展した化学の勃興とあいまって、生薬の中にある多くの成分のうち何が薬として作用しているのか、その薬効の本体を純粋な単一化合物にまで単離（混合物から特定の単一物質を分ける）しようとする試みが18世紀頃から盛んに行われるようになりました。

そしてついに1804年頃、ドイツの薬剤師ゼルチュルナーによって、もともとは植物のケシから採れる阿片《アヘン》という生薬から、その薬効成分であるモルヒネが単離されました。これは、「疼痛を抑え、陶酔させるといったアヘン特有の作用を起こす成分、モルヒネを単一にまで精製した」ということであり、アヘンの作用はモルヒネによることを突き止めたという意義があります（アヘンとモルヒネについては次章でさらに詳しく説明します）。

このモルヒネはアルカロイドと呼ばれる化学物質群の一つです。アルカロイドは、別の言い方では植物塩基とも呼ばれます。その分子構造内に窒素原子を持っているため、水に溶かした時にアルカリ性を示します。そのため、〝アルカリ性を示す物質〟という意味の「アルカロイド」と命名されました。アルカロイドには強い薬理活性を示す物質が多く含まれていますので、薬の宝庫と言っても良いでしょう。このように、多くの植物成分を含む生薬アヘンから単一のアルカロイド成分であるモルヒネを単離できたことは、生薬からその薬効を有する本体が単離された初めての例になります。

その後、西洋では生薬からのアルカロイド成分を単離する研究が盛んになり、キナ（南アメリカ原産のアカネ科の樹木）の樹皮からの抗マラリア成分であるキニーネの単離をはじめ、ニコチン、アトロピン、コカイン、エフェドリンなどの薬理活性アルカロイドが単離されました。

このような近代薬学の黎明期を経て、西洋での医薬品開発は天然から単一に精製された化学成分や、さらには人工的に合成で得られた単一化学物質を用いて発展していくことになります。人工的な合成は、植物成分と同じものを合成する場合もありますし、完全に人工的な化合物を薬として用いる場合もあります。現代の医薬品開発も、この大きな流れの中にあるのです。

東西の薬に対する考え方の違い

西洋と東洋の間には、医療や薬、ひいては自然をどう捉えるかという自然哲学の違いが厳然として横たわっており、その違いは現代にまで繋がっています。それは、西洋における要素還元主義と、東洋における全体システム主義の違いとして端的に捉えることができます。

西洋の要素還元主義とは、古代ギリシアの自然哲学に始まる分析的な科学体系が規範になっています。つまり、複雑な事象も徹底的にそれを構成する要素に分解することができ、その各構成要素の性質を調べれば、おのずと全体が理解できるはずだという考え方です。

化学分野で使われる最小の物質構成単位である原子を示すアトム（atom）という言葉は、「これ以上分割できない」という意味のギリシア語が語源となっています。この言葉の使い方は、要素還元主義の規範を、つまり科学としてあるべき体系を如実に示しているといえます。

自然科学の分野ではこの要素還元主義を規範として、その後大きな進展を遂げることが出来ました。そして、この規範は、現代の私たちがその恩恵を享受している先端科学の底辺にも繋がっています。

医薬学における要素還元主義

この西洋における要素還元主義的な考え方は、本草学の分野でも例外ではありません。西洋では、ローマ時代に医者・薬学者・植物学者であるディオスコリデスによって『マテリア・メディカ（薬物誌）』（ギリシア本草）が著されました。これには1000種近くの植物、動物、鉱物由来の生薬が掲載されており、西洋における最も影響力のある本草書ですが、ここでは植物を分析的な形態（花や葉の形など）によって分類整理しています。つまり西洋では本草学も、まず部分（要素）に注目し、それが体系だった植物学としてその後発展していったのです。

また医学や医療においても、西洋的な発想では、各臓器や細胞での解析や診断というように、人体を構成している要素に分割した機械論的な診断と治療が中心です。西洋医薬学の基本は、病気になったら、その原因であるはずの臓器や細胞の不具合を分子や細胞レベルで明らかにして、それを単一の化学物質である薬によって正常に戻すことです。

このように、医学薬学を含め、現代科学は要素還元主義をパラダイム（支配的規範となる見方やとらえ方）として成り立ってきた、と言っても過言ではないでしょう。

しかし、実際には、必ずしも要素に還元した分子の集合だけでは細胞のふるまいを説明できませんし、細胞の集合だけで人体の複雑なふるまいを説明することもできません。

実は、生薬でも同様です。生薬は多くの化学成分から構成されており、含まれている薬効成分も数多くあります。一つの生薬の薬効を、その生薬に含まれる個々の単一成分の活性に分け、その集合体として説明しようとしてもできない場合が多いのです。

東洋における全体システム主義

東洋医学では要素還元主義的な考え方は追求されず、全体システム主義的な考え方が貫かれました。全体システム主義的な考え方とは、臓器や細胞のような個別に分割された人体要素よりも、むしろ患者個人を全体的なシステムとして、その振る舞いを重視する考え方です。

そこでは、現代の医療において求められている厳密な意味での統計的なエビデンス（証拠）に基づいたやり方ではなかったにせよ、おそらく長年の経験による知見の集積に基づいて、診断と処方の組み合わせが決定されたと考えられます。

しかし、近代になると、このような全体システム主義的な東洋医薬は、要素である細胞や分子レベルでのメカニズムを考慮しない、ブラックボックス的な医療であるとの批判に晒されました。

医療における西洋と東洋の融合

明治以来、日本の医薬はドイツ医学・薬学を範として発展してきました。しかし、このような西洋医薬的な要素還元主義も、あまりに先鋭化が進むと、極度に個別の細胞や分子だけを注目してゆくようになります。ところが、個体や個人の振る舞いは、単なる要素の集合だけでは説明がつかないのです。さまざまな要素が集まってできた個体は、きわめてよく統合されたシステムとして振る舞っています。ここに至って、徹底的に要素に還元し要素の性質を突き詰めて考える要素還元主義を克服する考え方が必要になってきました。

このような西洋医薬的な要素還元主義の行き詰まり感は、現代の生物学の基幹を形成している分子生物学（生命の原理をＤＮＡやタンパク質という化学分子の構造や機能から説明しようとする学問）が成熟し、生物学において支配的な地位を占めるようになった１９８０年代から顕在化してきました。例えば、患者の生化学的検査データだけを見て、少ししか患者の顔や全体を見ないなどはその例と言えるかも知れません。

一方、東洋医薬的な全体システム主義に対する批判もあります。それは要素の厳密な性質を徹底して突き詰めずに議論しているとか、近代的な分子メカニズムに基づく科学的な説明がなされていない、などです。

現在では医師の9割が漢方を使っている

そこで、現在は双方を昇華すべく、両方の医薬の優れた点を上手に合わせて用いて、医療を最適化しようとしています。西洋医薬と東洋医薬を組み合わせた医療の動きは、日本では多くの漢方薬に健康保険が適用されるようになった1970年代の後半から始まりました。さらに、2000年代前半に医学教育と薬学教育で必ず学ばなければならない学習項目（「コアカリキュラム」といいます）の一つに漢方薬が入ったことから急速に加速しました。

明治以来のドイツ医薬を範として発展してきた日本の医療界でも、現在は多くの医師が実際に漢方薬を使っています。漢方薬を使用している医師は年々増加しており、2011年に行われた日本漢方生薬製剤協会による調査では、約90％の医師が漢方薬を使用しているというデータがそれを物語っています。

【コラム４】生薬の作用や薬効について

　ここでは、生薬の作用や薬効について、しばしば登場する言葉を説明します。これらは、生薬に限った作用ではありませんが、生薬の効能として頻繁に登場するものです。

　胃の活動や胃液など消化液の分泌を亢進する、いわゆる健胃薬として用いられる生薬が多くあります。そのうち、よい香りをもつ健胃薬が芳香健胃薬、苦みのある健胃薬が苦味《くみ》健胃薬です。

　芳香健胃薬としては、ケイヒアルデヒドやケイヒアルコール、ケイヒ酸などの薬用成分を含む桂皮、メントールを含む薄荷《ハッカ》、アネトールを含む茴香などがあります。苦味健胃薬としては、ベルベリンなどのアルカロイドを含む黄柏《オウバク》、スウェルチアマリンやゲンチオピクリンなどの苦味配糖体を含むセンブリ（または当薬《トウヤク》）、ゲンチアナなどが代表的です。

　生薬には便秘薬や下剤としても用いられるものもあります。便秘薬や下剤は瀉下薬《しゃげ》と呼ばれ、この中で穏やかな薬効のものは緩下薬《かんげ》、薬効の強いものは峻下薬《しゅんげ》といいます。アントラキノン類とその誘導体を多く含む、大黄やセンナ、決明子《ケツメイシ》（エビスグサの種子）などが有名です。

逆に下痢を止める薬が止《し》瀉《しゃ》薬です。タンニンを含むゲンノショウコや阿仙薬《アセンヤク》には収斂作用（局所の血管を収縮させたり、下痢を抑える作用）があり、止瀉整腸薬としてよく用いられます。

内臓の平滑筋が異常に収縮したり、痙攣して痛みを起こすことがありますが、これを鎮める薬が鎮痙《ちんけい》薬です。このような作用を有する生薬としては、ロートコン（ハシリドコロの根）やベラドンナなどのようにトロパン型アルカロイドを含む生薬が有名です。その他、桂皮、芍薬、牡丹皮《ボタンピ》など鎮静作用のある生薬の他、天然の水成岩で含水硫酸カルシウムからなる石膏《セッコウ》、牡蠣の貝殻で炭酸カルシウムが主体の牡蠣《ボレイ》などの、鉱物や動物由来の生薬も、鎮静・鎮痙薬として用いられます。

風邪やインフルエンザの時に、咳を止めたり、痰を切る生薬も多くあり、これらは鎮咳去痰《ちんがいきょたん》薬とよばれます。多くはサポニンを含む生薬で、桔梗《キキョウ》、遠志《オンジ》などが代表的です。サポニンというのは、簡単にいうと石けんのような物質です。その分子構造の中に水に溶けにくい部分と溶けやすい部分があり、水に溶かすと泡立ちます。そのため、喉についた雑菌や不快なものを取り除いたり、喉の粘膜をなめらかにする作用があります。

また、いわゆる血の廻りが悪くなることで起こる、月経不順やこり、痛み、冷え、のぼせなどの症状を瘀血《おけつ》といいますが、これを改善する薬が駆瘀血薬《くおけつやく》です。当帰や川芎《センキュウ》など婦人病に用いられる生薬が有名です。

第二章　薬になった植物成分

第一章では、薬の歴史は植物成分の利用から始まったことや、薬学の成り立ちが東洋と西洋で異なる道筋をたどってきたこと、現在の医療の現場ではその両方が融合されつつあることを述べました。

第二章ではまず、実際に薬となった植物成分や、私たちの日常生活に関係の深い植物成分について取り上げ、その成分が薬としてどのように利用されているか、同時に植物にとっては、どのような役割を果たしているのかを考えたいと思います。

■ケシを原料とする鎮痛薬モルヒネ

ケシ坊主から採れるアヘン

アヘンやモルヒネと聞いて、読者の皆さんはどんなイメージを持つでしょうか？　時代劇に登場する阿片窟などを想像する方もいるかもしれません。

阿片《アヘン》は、人間が最も古くから使っていた、植物由来の医薬品の代表です。ケシの未熟果実（ケシ坊主）の表面に浅い切り傷をつけて、そこからしみ出た乳液を乾燥したものがアヘンです（口絵参照）。アヘンはメソポタミア、古代ギリシア・ローマ、イスラム諸国で鎮痛薬、催眠薬として用いられてきました。

そして1804年頃、ドイツの薬剤師ゼルチュルナーがアヘンから、鎮痛作用を示す有効成分の本体である「モルヒネの単離」に成功しました。「単離」とはいろいろなものが混ざった混合物の中から特定の化合物を取り出すことですが、モルヒネは、生薬から有効成分を単離するのに初めて成功した物質です。

実は薬というのは、その作用は知られていても、どうしてそのような効果があるのか、何がどのように働いて作用するのか（作用機序と言います）、その仕組みが科学的に解明されているものばかりではありません。

しかし、モルヒネの発見の後、西洋では「効果があるのは何か」を突き止め、薬の有効成分を明らかにする科学が発展していくこととなります。モルヒネの単離成功は、生薬から有効成分を化学的に単離して、その化学構造を明らかにする「近代薬学」の幕開けでもありました。

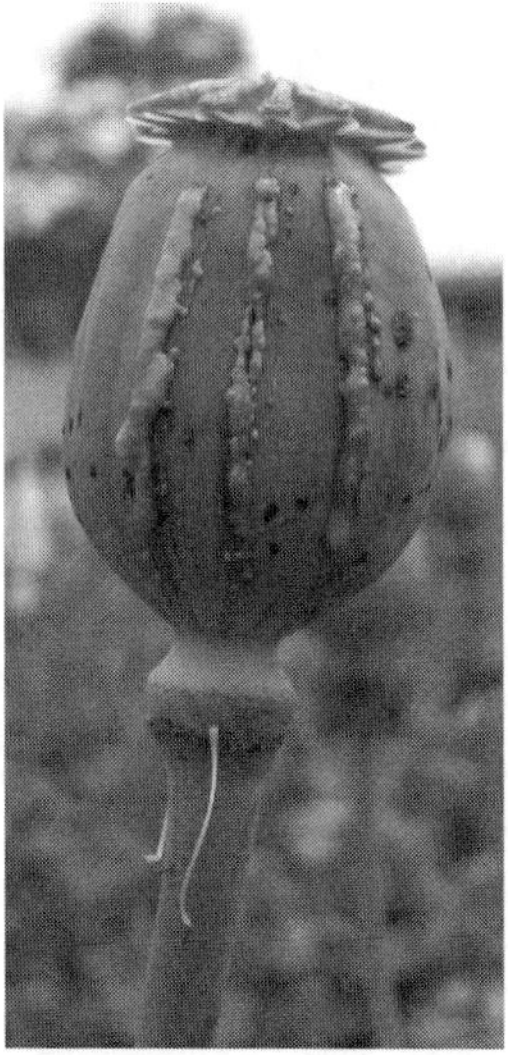
ケシ未熟果実　（写真：須藤浩）

モルヒネの鎮痛作用

「モルヒネ」の名前は、ギリシア神

話に出てくる夢の神モルペウスに由来しています。これは、モルヒネのもつ強い鎮痛・鎮静・陶酔作用から名付けられたものでしょう。薬物依存性の高い薬なので、アヘン、モルヒネとも世界中で「麻薬」として厳しく規制されています。アヘン生産の原料となるケシの栽培も法律で禁止されています。

モルヒネは脳内で痛みをつかさどるオピオイド受容体に作用して痛みを抑えます（コラム5参照）。

「麻薬」という言葉から、あまり良いイメージをもたれないのですが、モルヒネは本来、非常に優れた鎮痛薬です。モルヒネは世界中でがん患者の痛み緩和や心身の苦痛を除去する治療に多く使われています。日本でも主にがん疼痛（進行がん患者の多くが訴えるがん細胞の増殖による痛み）をコントロールする薬として、モルヒネとその誘導体（土台となる化学構造を残しつつ、構造を少しずつ変えた化合物）の使用量は過去20年で20倍以上に増えてきています。それでも欧米に比べるとその使用量はまだ10分の1以下です。

他方、欧米では使用への抵抗が少ないことで問題も起きています。鎮痛剤オキシコドンの名は、日本のトップ企業の役員に就任した米国籍の女性が、米国から密輸入したとして逮捕されたことで知られるようになりました。この薬はモルヒネの「誘導体」または「類縁体」で、同一の物質ではないものの非常によく似た性質と構造をもつ、モルヒネの「親戚」のような薬です。オキシコドンは経口投与で効果のある強力な鎮痛薬として米国などで広く使われていますが、医師の処方箋があれば比較的簡単に入手できるので、乱用などの問題が生じています。

日本ではアヘンの主成分であるモルヒネを日常的に使うケースは多くありませんが、欧米では救急隊員もモルヒネを注射できます。

数年前、英国への出張中の出来事です。私は、招聘してくれた研究所でのセミナーが終わった晩の就寝中、急激な腹痛に襲われ、救急車をよんでもらいました。駆けつけた、いかつい顔と体格の救急隊員から、「救急車で病院に運ぶ前に、鎮痛のためにモルヒネを注射して良いか」と聞かれました。私はこのプロレスラーのような隊員に注射されるのが少し不安でしたが、モルヒネを打ってもらうことも今後そんなになかろう、という職業的な興味もあり、すぐに静脈注射をお願いしました。救急隊員は非常に上手にモルヒネ注射をしてくれました。すると、すぐに楽になり、腹痛は和らぎました。このようにして、私はモルヒネの効果を実体験することができました。

なぜ、ケシはモルヒネを作るのか？

モルヒネには血圧低下や呼吸抑制のような強い毒性作用もあり、動物がケシを大量に摂取した場合は死に至ります。植物であるケシにとっては、捕食者となる動物から自分を守るための防御物質がモルヒネであり、そのために作っているのです。

【コラム5】人間の脳内でもモルヒネは作られていた⁉

なぜケシの成分であるモルヒネが強力な鎮痛作用を有するのでしょうか？

そもそも痛みやかゆみなどの感覚は、脳などの体内器官で分泌される情報伝達物質が、細胞にある受容体に作用することで伝えられます。エンケファリンやエンドルフィンという、もともと私たちの脳内で分泌される物質（内因性物質。「オピオイド」とも呼ぶ）が、痛みを和らげる役割をもつオピオイド受容体に作用して鎮痛作用や多幸感をもたらします。実は、モルヒネも同じようにこのオピオイド受容体に結合し、作用するために鎮痛効果が発揮されるのです。

モルヒネは前にふれたようにその分子に窒素を持つ植物アルカロイドですが、脳内で作られるエンケファリンやエンドルフィンはペプチドと呼ばれるアミノ酸が結合した化合物で、モルヒネとは由来も化学構造もまったく違います。しかし、モルヒネとエンケファリンやエンドルフィンはオピオイド受容体に結合するための構造が似ており、同じような作用をするのです（コラム6も参照）。

これまで、脳内で分泌される内因性物質のエンケファリンやエンドルフィンに対し、植物由来のモルヒネは外から作用する外因性物質と考えられていました。しかし

似た構造をもつモルヒネとエンケファリン

C:炭素　H:水素　O:酸素　N:窒素

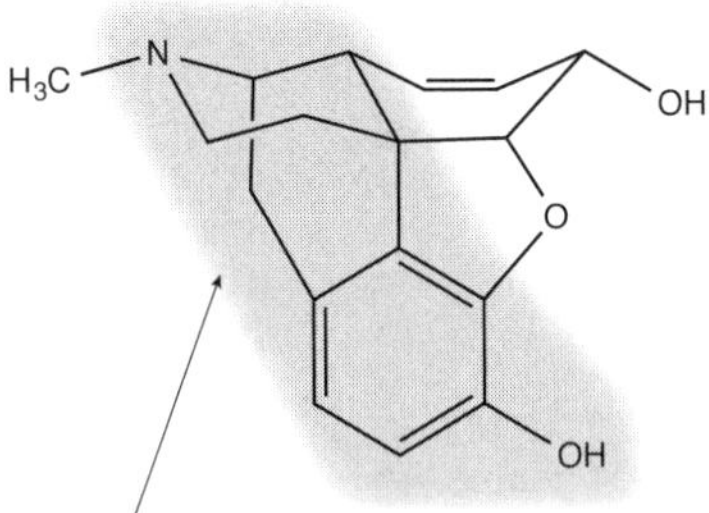

モルヒネ

- 初めて単離された有効成分
- アヘンから単離された
- 鎮痛・鎮静・陶酔作用
- 依存性が高く厳しく規制されている
- 血圧低下・呼吸抑制作用があり、過剰摂取は危険

モルヒネとエンケファリンは似た構造をしていて、どちらもオピオイド受容体に結合する。グレーの部分が結合に関与すると考えられている

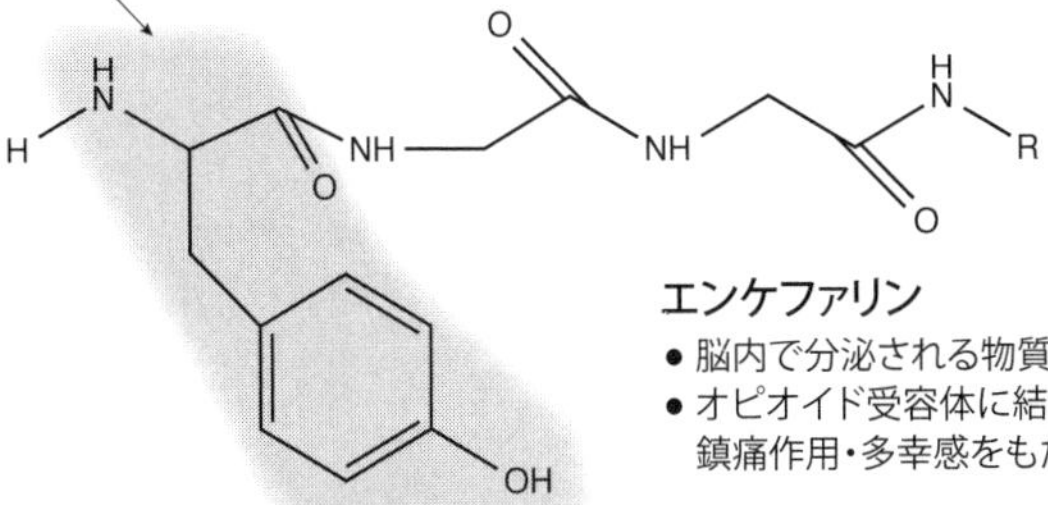

エンケファリン

- 脳内で分泌される物質
- オピオイド受容体に結合して鎮痛作用・多幸感をもたらす

化学構造式の見方

- 化学結合を表す線の折れ目や端にアルファベットが書いていない場合、炭素と水素が省略してある
- 各元素が他の元素と結合できる数は原則決まっている（C:4本、H:1本、O:2本、N:3本）
- 結合の数が合わない所はHが省略されている
- 複数の原子のまとまりを、結合の線を省いてまとめて書くことがある

例:フェノール

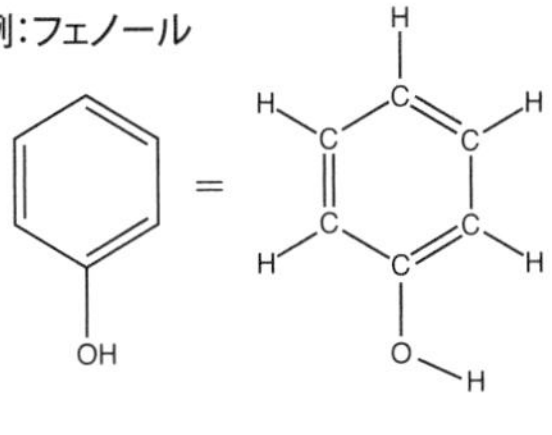

最近（2000年代）になって、そのモルヒネが、実は哺乳動物の脳内でも植物体内と同じような経路で作られており、おそらくオピオイド受容体に作用していることが明らかになったのです。

モルヒネを生合成（生体内で自ら化合物を作ること）するという同じ仕組みが、植物と人間（および他の哺乳動物）という別の種において独立して進化し、脳内の神経伝達という重要な機能をもつというのは極めて興味深い現象といえます。これまでエンケファリンやエンドルフィンはモルヒネと同じような作用をもつという意味で「脳内モルヒネ」とも呼ばれていたのですが、実は本物のモルヒネもわずかですが脳内で分泌されていたというわけです。

■解熱鎮痛薬アスピリンはヤナギの成分から

モルヒネと同様、この薬の名前も皆さん、よくご存じだと思います。解熱鎮痛薬や生理痛薬として、一度はこの薬を飲んだことのある読者も多いでしょう。アスピリン（アセチルサリチル酸）は薬の中でも歴史が古く、その源流は紀元前にまで遡ることができます。いまだに良く使われている代表的な医薬品ですが、この薬もまた、植物成分に由来しています。

アスピリン開発の元になったのは、ヤナギ（柳）に含まれる「サリシン」という物質です。それ以前から、ヤナギの成分に鎮痛作用があることは広く知られていました。第一章でふれたローマ時代にディオスコリデスが著した『マテリア・メディカ（薬物誌）』にも記載があるほどです。その後、長い間、西洋では痛風、リュウマチ、分娩痛などの痛みの緩和に使われてきました。

日本でも爪楊枝にはヤナギの枝を使いますが、これはヤナギの枝に歯痛を予防する効果のあることを、昔の人が知っていたためと考えられています。また、1164～65年に建立された京都の三十三間堂は、頭痛に悩まされた後白河法皇が熊野権現の導きに従ってヤナギを棟木に使った「頭痛封じの寺」として知られ、それをテーマにした人形浄瑠璃や歌舞伎の演目もあります。

ヤナギの成分サリシン

サリシンという成分はヤナギの樹皮に含まれており、基礎となる化学構造に糖部分がついた「配糖体」という部類の化合物です。図に示したように、サリシンは「サリチルアルコール」にブドウ糖が結合しており、このように基礎となる化学構造に糖が結合した化合物を配糖体と呼びます。サリシンだけでなく、糖部分を切断した「サリチルアルコール」、それを化学変換（酸化）した「サリチル酸」にも鎮痛作用があります。しかし、そのまま薬として使うには、非常に苦かったり、胃腸障害を起こしたりする不都合がありました。

ヤナギの鎮痛成分から作られたアスピリン

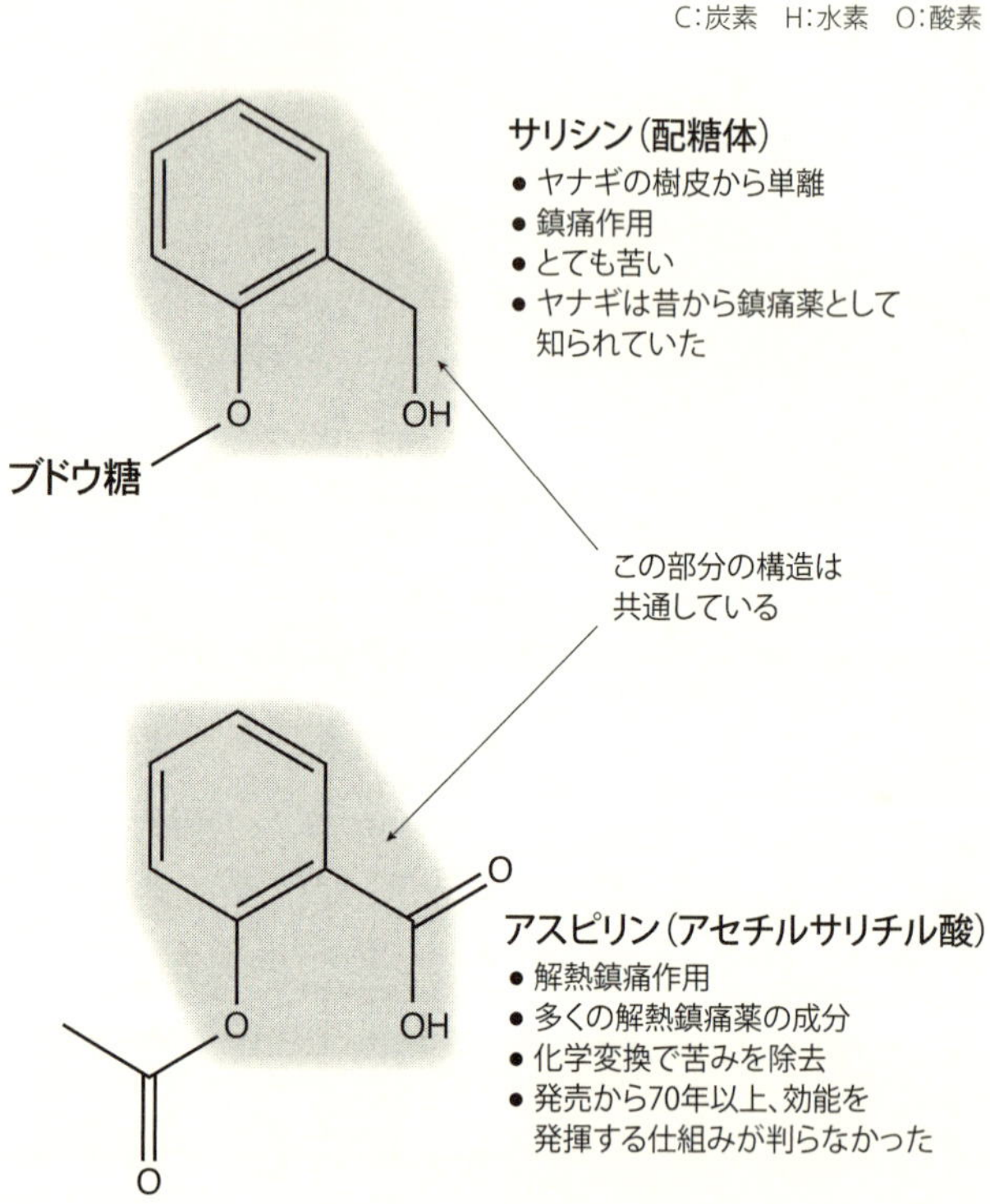

そこでサリチル酸にアセチル化という化学変換をしたところ、鎮痛作用がありつつ飲みやすい「アセチルサリチル酸」、すなわちアスピリンが作られたのです。

アスピリンの作用を解明してノーベル賞受賞

ドイツの製薬会社バイエルがアスピリンを販売開始したのは約120年も前の1899年です。全世界で最もよく使われる薬となりましたが、その解熱鎮痛作用がどのような仕組みで働いているのかは、70年以上わからなかったのです。それを解明したのは、1982年のノーベル生理学・医学賞を受賞したアスピリンの作用解明についての研究成果でした。

体に痛みが起きる仕組みはいくつかあります。その一つに、体内で生合成されるプロスタグランジンという化合物によって炎症や痛みを引き起こすことが知られています。ノーベル賞を受賞した研究は、この痛みを引き起こす元となる信号伝達物質プロスタグランジンなどの発見と、さらにプロスタグランジンを作るのに不可欠なシクロオキシゲナーゼという酵素の働きをアスピリンが妨げ、それによって痛みを緩和することを解明したものでした。

【コラム6】 薬が作用するメカニズム

薬が作用するメカニズムは実に様々で、それだけで専門書が何冊も書けますが、ここではごく代表的な三つの例を紹介します。

図のAは、モルヒネやニコチンなどが作用するメカニズムです。もともと神経（信号）伝達物質（エンドルフィン、エンケファリンなど）が細胞に存在する受容体に結合することにより、その後の様々な生体反応（神経伝達や痛み、炎症など）が起こります。そのような脳内で分泌される伝達物質に代わる作動性薬物（本来の神経伝達物質と同じような作用をする薬物）であるモルヒネやニコチンなどが受容体に結合し、もともと生体にある神経伝達物質と同じ生体反応を起こすパターンです。いわば、本物のカギが入るべきカギ穴に、偽のカギがぴったりはまって同じような反応を起こすというものです。

Bの図は、コーヒーなどに含まれるカフェインやナス科の毒草に含まれるアトロピンの場合です。拮抗性薬物（受容体に結合してしまい本来の神経伝達物質の作用を阻害する薬物）であるカフェインやアトロピンが受容体に結合すると、結合しただけでそれ以降の反応は起こさず、信号伝達物質も結合できなくなり受容体をブロックしてし

薬が効くしくみ

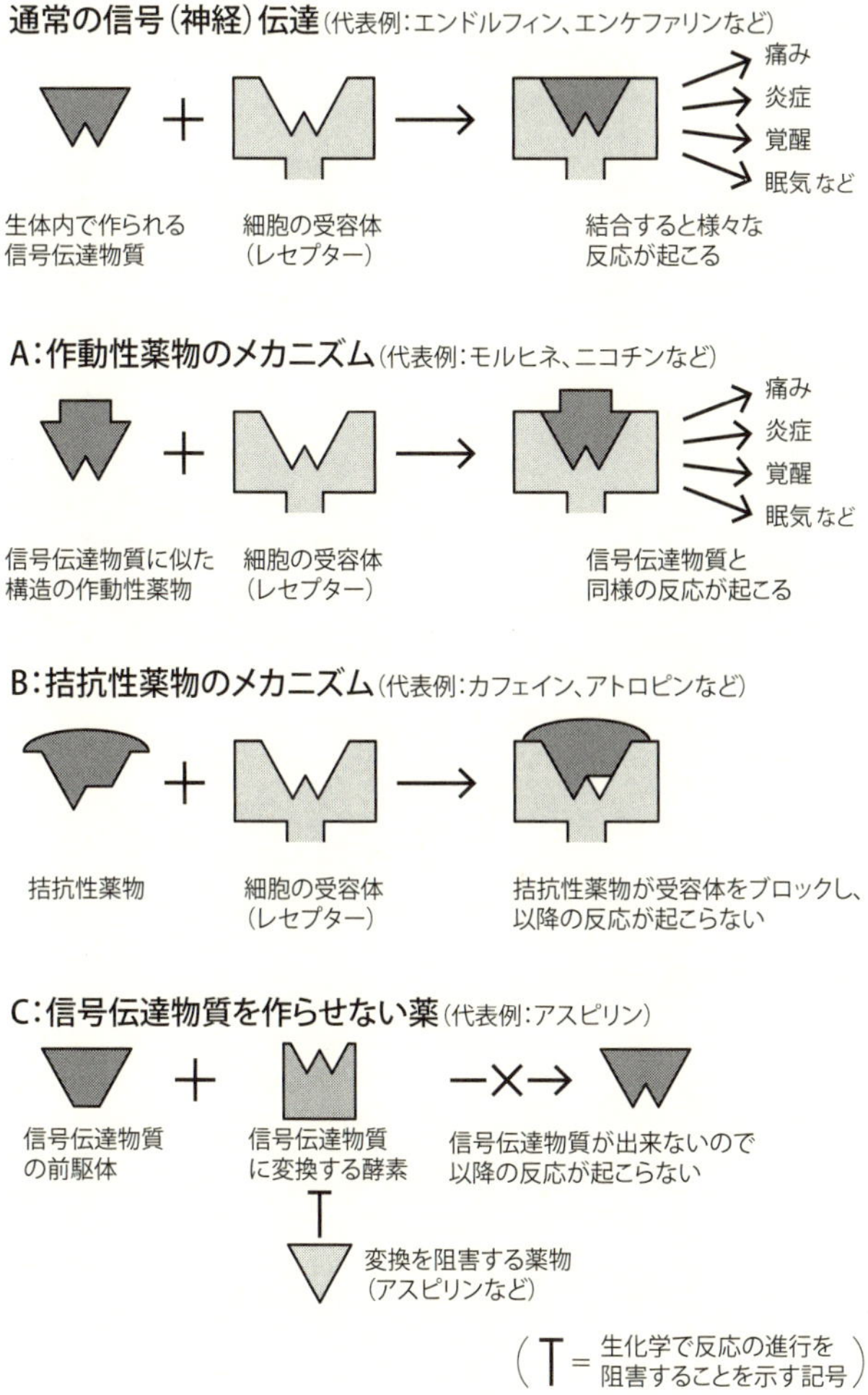
通常の信号（神経）伝達（代表例：エンドルフィン、エンケファリンなど）
痛み
炎症
覚醒
眠気など
生体内で作られる信号伝達物質
細胞の受容体（レセプター）
結合すると様々な反応が起こる
A：作動性薬物のメカニズム（代表例：モルヒネ、ニコチンなど）
痛み
炎症
覚醒
眠気など
信号伝達物質に似た構造の作動性薬物
細胞の受容体（レセプター）
信号伝達物質と同様の反応が起こる
B：拮抗性薬物のメカニズム（代表例：カフェイン、アトロピンなど）
拮抗性薬物
細胞の受容体（レセプター）
拮抗性薬物が受容体をブロックし、以降の反応が起こらない
C：信号伝達物質を作らせない薬（代表例：アスピリン）
信号伝達物質の前駆体
信号伝達物質に変換する酵素
信号伝達物質が出来ないので以降の反応が起こらない
変換を阻害する薬物（アスピリンなど）
（T＝生化学で反応の進行を阻害することを示す記号）

まいます。つまり、カギ穴をふさいでしまうので、痛みなどの信号も伝達されなくなり、症状が起こらないのです（61ページ参照）。受容体ではありませんが、後述するニチニチソウから得られるビンカアルカロイドなどの抗がん薬も、タンパク質の作用を阻害するという点では同じです（84ページ参照）。

三番目Cの例が、まさにアスピリンの作用です。前駆体（ある物質を作る前段階の出発物質）から信号伝達物質ができる過程を阻害し、その物質を作らせないようにするのです。アスピリンは、シクロオキシゲナーゼという、プロスタグランジンの前駆体からプロスタグランジンを生成するための酵素を阻害します。すると、結果的にプロスタグランジンが生成しないので、それ以降のプロスタグランジン受容体を介した痛みや炎症が抑えられるわけです。カギとカギ穴のたとえでいえば、カギそのものを作らないようにしてしまうパターンといえます。

植物の全身に危険を知らせる

サリシンやサリチル酸は、それを作っている植物体内ではどのような役割を果たしているのでしょうか？

実はサリチル酸は、植物が病原菌などの攻撃を受けたときに、その攻撃を植物の全身に伝えるという重要な役割を担っています。

ヤナギなどの植物が病原菌の攻撃を受けると、サリチル酸は、「サリチル酸メチル」という、より揮発性の高い成分に変換されます。この変換はエステル化という化学変換です。一般的にエステル化された化合物は揮発性が増し（揮発性化合物と呼ぶ）、植物の体全体にすばやく分布できるようになります。つまり、「病原菌が来たぞ」という情報を揮発性化合物が迅速に植物の全身に伝えて防御態勢を整えるのです。

また、揮発性が増すことにより、人間にとっては良い香りと感じられるようになります。このサリチル酸メチルは消炎鎮痛薬として「サロメチール」といった商品に使われています。

私たちが解熱や鎮痛、消炎などに使っている薬の元となる植物成分サリチル酸は、もともとは植物が病原菌と戦うために全身に情報を伝達して防御態勢を整えるために作られた化合物だったのです。

■タバコやコーヒーなどの嗜好品における植物成分

ニコチンは猛毒

ニコチンはナス科タバコ属の植物が生産する化合物です。タバコは現在、世界各地で栽培、収穫、加工され、嗜好品として商品化されていますが、元々は南米のアンデス山脈地方が原産地と考えられています。15～16世紀にヨーロッパに伝わり、その後ヨーロッパ経由で日本にも入って、喫煙の習慣が始まりました。

ニコチンは猛毒で「毒物及び劇物取締法」によって規制されており、毒薬として有名な青酸カリなどよりも強いと言われる毒性をもっています。成人ではタバコ2～3本、乳幼児ではタバコ1本以下に含まれるニコチン摂取で致死量に達すると言われています。しかし、人が喫煙しても死なないのは、タバコに含まれているニコチンのすべてが一度に体内に吸収されるわけではないからです。

ニコチンは、中枢神経および末梢神経にあるニコチン性アセチルコリン受容体（ニコチン性という名前が付いていますが、ニコチンだけが作用するわけではありません）と結合して神経に作用します。この神経を刺激する作用により一時的にスッキリして気持ちが良くなるので、多くの人々に喫煙の習慣が広まりました。しかし、同時にニコチン摂取によって、血圧上昇、悪心、めまい、嘔吐などを引き起こすことは、喫煙をした経験がある人ならご存じのことでしょう。また、ニコチンには薬物依存性があることも科学的に証明されています。

ニコチンで昆虫や小動物を撃退

それでは、このニコチンは、それを生産する植物であるタバコの中ではどのような役割を担っているのでしょうか？

タバコ数本分で急性中毒になることもある猛毒

C:炭素　H:水素　N:窒素

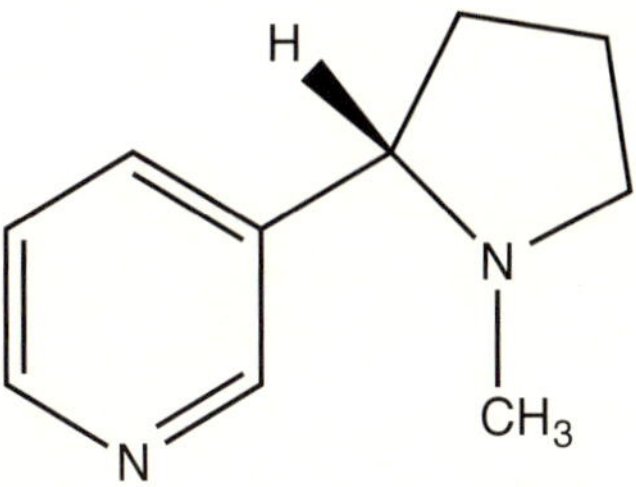

ニコチン

- 神経に作用して気分をスッキリさせる
- 血圧上昇・悪心・めまい・嘔吐を引き起こす
- 強い毒性を持ち、毒物として規制されている
- 植物のタバコは虫や小動物に食べられないよう葉にニコチンを蓄える

ニコチンも植物体内では昆虫、小動物などの捕食者に対する防御物質として働いていると考えられています。

喫煙用のタバコは葉を乾燥させて使いますが、ニコチンはタバコの根で作られて葉に運ばれて蓄えられます。昆虫や小動物がタバコの葉をかじると、毒性の強いニコチンも摂取することになり、かじった昆虫や小動物にニコチンの神経毒による障害が起こります。

さらに興味深いことに、捕食者にかじられた葉からはジャスモン酸メチルという信号伝達物質が産生されます。するとこれが合図となって、根にある、ニコチンの生合成をつかさどる遺伝子が活発に活動するようになります。つまり、捕食者にかじられたことによっ

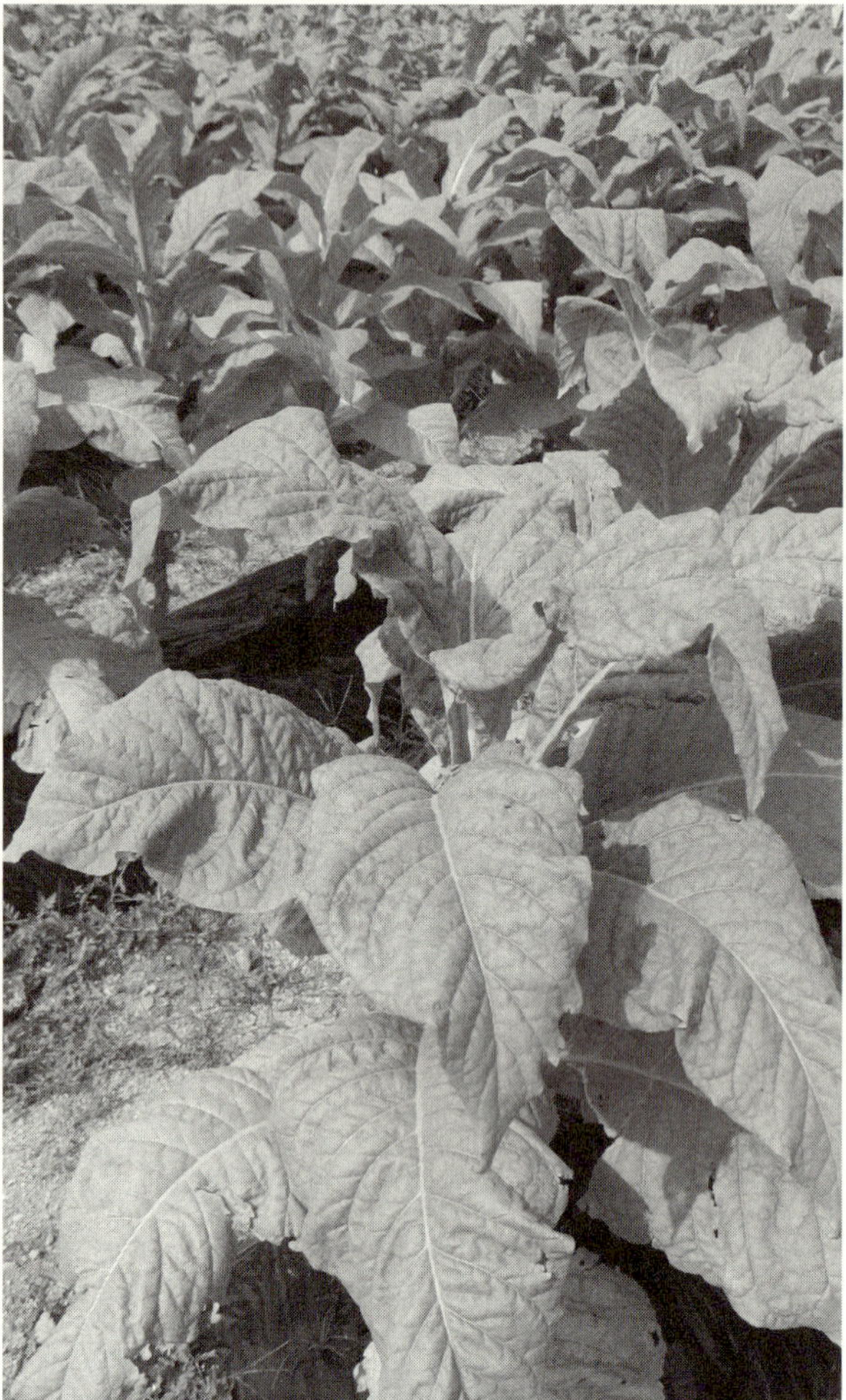

タバコ畑　（写真：須藤浩）

て、さらに大量に産生されたニコチンは、葉に運ばれ蓄積されて、次の捕食者からの攻撃に対する防御力を高めることになるのです。

お茶やコーヒーに含まれるカフェイン

誰しも一日一杯、多い人は数杯のコーヒーや紅茶、緑茶を飲んでいることでしょう。コーヒーやお茶を飲むと、眠い頭もスッキリして仕事の能率が上がりますね。それはコーヒーやお茶に含まれるカフェインが、私たちの中枢神経を興奮させ、覚醒作用が働くからですが、これには生体内に広く存在するアデノシンという物質が関係しています。

アデノシンという物質は、ほとんどすべての細胞にあり、その役割も、DNAやRNAを構成したり、信号伝達に作用するなどさまざまです。その中の代表的な作用として、眠気を起こす、痛みを誘発する、血管を拡張するなどの神経作用があります。アデノシンが働き出すためには、その受容体に結合しなくてはならないのですが、カフェインは、アデノシン受容体にくっついて、アデノシンの作用をブロックしてしまうのです。

アレルギー薬のコマーシャルで「受容体をブロック！」などというセリフを耳にしたことがある読者も多いと思いますが、カフェインとアデノシンの関係も同様のものです。さらにカフェインには、利尿作用や胃酸の分泌を促進する作用などがあります。

カフェインは、コーヒー豆の原植物であるアカネ科コーヒーの木（学名 *Coffea arabica* など数種)、お茶や紅茶の原植物であるツバキ科茶の木(学名 *Camellia sinensis* など数種)の他に、チョコレートの原料となるアオイ科カカオ(学名 *Theobroma cacao*)、アオギリ(学名 *Firmiana simplex*)、コーラの原料であるコーラノキ(学名 *Cola nitida*)、ムクロジ科ガラナ(学名 *Paullinia cupana*)、モチノキ科やオオバヤドリギ科など約60種の植物に含まれています。

カフェインや、その類縁体(まったく同じものではないが、似た構造と性質を持つ化合物)であるテオフィリン、テオブロミンは、どれも古くから薬としても用いられ、総合感冒薬、気管支炎や喘息の薬などに配合されています。このようなカフェインの類縁体もカフェインと同じようにアデノシン受容体にくっついてしまい、痛みを和らげたり炎症を鎮めたりするのです。

カフェインにも毒性があり、成人では一度に10グラム以上摂取すると危険と言われています。コーヒーや緑茶1杯に含まれる量は数十ミリグラム(1ミリは1000分の1)ですから、通常は問題になりません。人間にはカフェインなどを解毒分解する酵素があるので、コーヒーを飲んでも速やかに解毒することが出来るからです。しかし、最近(2015年)、カフェインを含んだ眠気覚ましをうたう清涼飲料を飲み過ぎて、不幸にも死亡した20代の会社員(24時間営業のガソリンスタンド従業員)がいました。これはカフェインによる中毒死と判定され、常用によるカフェイン中毒死の初めての国内報告例です。清涼飲

カフェイン

C:炭素　H:水素　O:酸素　N:窒素

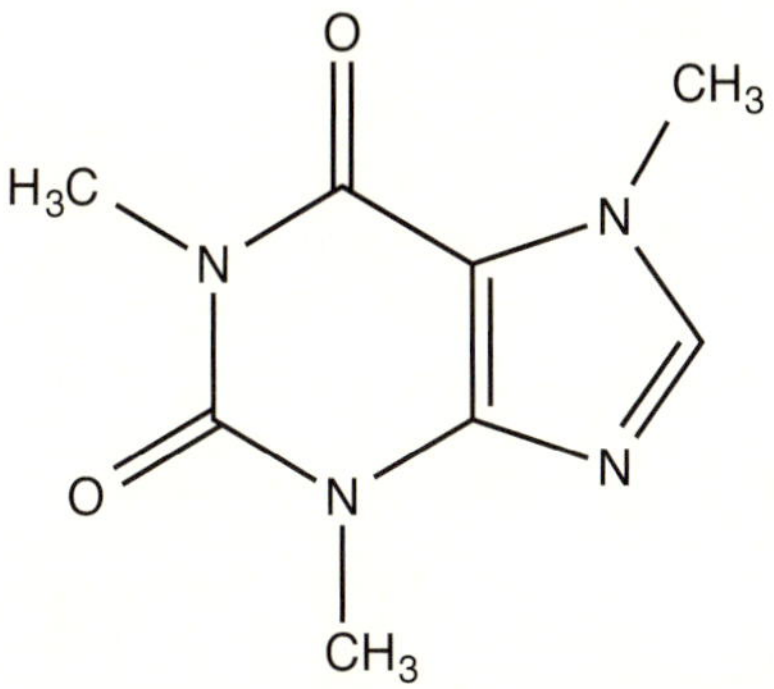

カフェイン

- 中枢神経を興奮させ、眠気を払う
- 利尿作用・胃酸分泌作用
- アデノシン受容体をブロックすることで作用する
- 摂り過ぎには注意が必要
- 小動物や虫、乳幼児にも毒性がある
- 捕食者から身を守るだけでなく、周囲の他の植物の生育を阻害するのにも役立つ成分

料とはいえ気をつけなければいけません。いわゆるエナジードリンクと言われるドリンク剤には同じ量のコーヒーを上回る量のカフェイン（数十〜150ミリグラム）が含まれている場合があります。

また、人間よりも解毒作用の弱い動物や昆虫にとって、カフェインを含んだ植物は口にしてはいけない恐ろしい毒草なのです。摂取量にもよりますが解毒作用がまだ発達していない人間の赤ちゃんにとっても同じように危険です。

コーヒー豆は、親の木から地面に落ちて芽生えをするときに大量のカフェインを周りの土中に放出します。すると、この放出されたカフェインによって、他の競合植物の芽生えが阻害されてしまうのです。その結果、コーヒーの木は他の植物より有利に生存することができます。このように植物の持つカフェインは、守りにも、攻めにも役立っているというわけです。

アレロパシー

コーヒーの木のカフェインのように、植物が特異的成分を放出して他の植物の生長（主に植物個体が伸び育つこと。それに対して「成長」は主に人や動物が育って大きくなること）を抑えたり、微生物や昆虫、動物から身を守ったり、あるいは引き寄せたりすることを「アレロパシー」あるいは「他感作用」と言います。

そして、アレロパシーを引き起こす特異的成分を「アレロケミカル（他感作用物質）」と言います。後に述べる抗がん薬となる植物成分もアレロケミカルと見なされます。

有名なアレロケミカルの例として、セイタカアワダチソウが作る「シスデヒドロマトリカリアエステル」という長い名前の物質があります。この物質のアレロパシー作用によって、１９６０年代から１９７０年代にかけて日本各地でセイタカアワダチソウが、在来種のススキなどを駆逐して大量に繁殖したと考えられています。環境問題として外来種が在来種を駆逐してしまうことが取りざたされますが、この急速な繁殖には植物のアレロケミカルが関連している可能性が高いのです。

また、キク科のマリーゴールドを植えると有害な土壌中の線虫の発生を抑えることが知られています。これも「テルチオフェン」という、硫黄原子を含んだ化学成分によるアレロパシー作用によるものです。花壇にマリーゴールドを植えるとその華やかな花も楽しめる上、土の中の有害線虫も防げるという一石二鳥の効果が期待できます。

■天然甘味料となるグリチルリチンを含む甘草

甘草は漢方で最も使われている生薬

漢方では、複数の生薬を組み合わせて、一つ一つの漢方薬の処方を作ります。厚生労働省は、一般的によく使われる約３００の漢方処方について、どの生薬をどの程度用いるかといった基準を定めています。この漢方処方に含まれる生薬の中で最も頻繁に使用されるのが甘草《カンゾウ》で、主な漢方処方の7割に配合されています（口絵参照）。

グリチルリチンという名前は聞いたことがなくても、甘味成分として食品に広く使われていますので、成分表示に「甘草」や「カンゾウ」の文字を見たことがあるでしょう。

甘草の主要成分は「グリチルリチン」という物質で、少なくとも砂糖の30～150倍は甘い、天然の甘味物質です。ただし、その甘みに砂糖のような切れ味はなく、ややゆっくり甘くなり、少し後に残る味です。多くの漢方処方に含まれているのは、甘草自体の薬効だけでなく、このグリチルリチンの甘味によって、苦い漢方薬の味を調整する目的もあります。

グリチルリチンは低カロリーの甘味料として使われることが多くあります。しょっぱい味と相性が良いので、醬油味などと一緒に配合することも多いようです。スナック菓子、佃煮、漬け物、飲料など非常に多くの加工食品に用いられています。欧米ではリコリスキャンディーといって、甘草エキスを主成分とするアニス（別名、西洋ウイキョウ）で香り付けをした黒いグミのようなお菓子が人気です。

甘味を利用するだけでなく、肝機能改善薬として医療用医薬品としても使われています。また、グリチルリチンから二つのグルクロン酸からなる糖部分を除いて得られる「グリチルレチン酸」という物質は抗炎症性があるので、医薬品の他に化粧品や制汗スプレーなど

グリチルリチンとその誘導体

C:炭素　H:水素　O:酸素

グリチルリチン

- 最も使われている漢方生薬の主成分
- 慢性肝炎や肝硬変の改善
- 湿疹、皮膚炎、じん麻疹、皮膚掻痒症等の治療
- 代表的なサポニン
- 砂糖の30〜150倍の甘味を持つ
- 乱獲により安定供給が不安視されている

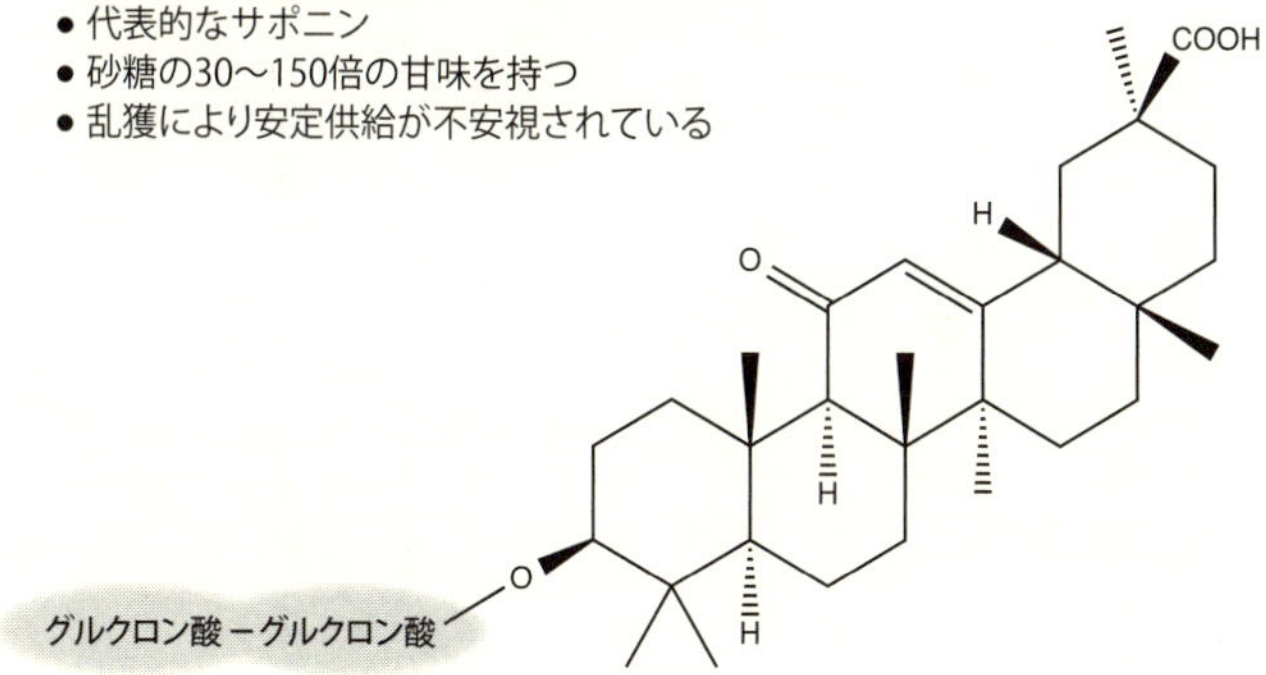

グリチルレチン酸

- 抗炎症性があり、医薬品だけでなく化粧品や制汗スプレーなど広く使われている
- グリチルリチンから作られる

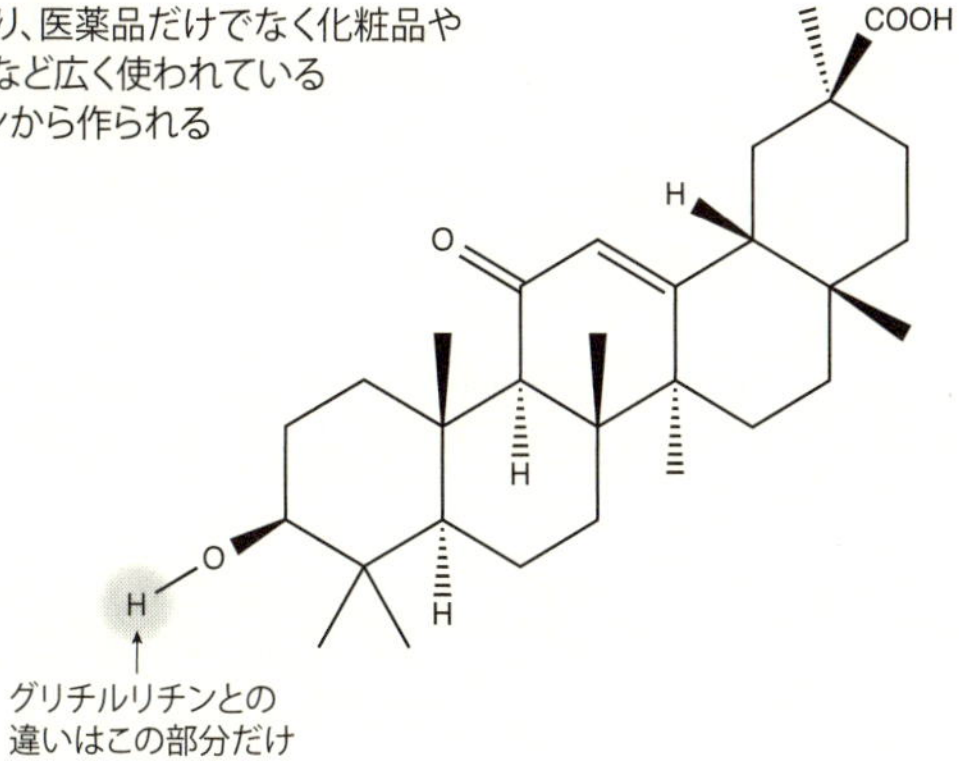

にも広く用いられています。グリチルリチンとグリチルレチン酸の関係は構造式を見るとよくわかります。

甘草の主成分グリチルリチンはサポニンの一種

グリチルリチンにはさまざまな治療効果があり、医薬品として用いる場合は慢性肝炎や肝硬変の改善、湿疹、皮膚炎、じん麻疹、皮膚搔痒症などの治療に使われています。また、食品や化粧品などにも多く含まれ、世界中の人が何らかの形でほぼ毎日のように、甘草エキスやグリチルリチンあるいはその誘導体の恩恵にあずかっています。

そのため甘草の主要産地である中国での乱獲が進み、中国政府は２００１年頃から甘草の輸出制限を始めました。現在のところ甘草はその供給を海外に依存していて、今後の安定供給が不安視される「第二のレアアース」となっています。そうした理由から、グリチルリチンを天然の甘草からの抽出によって得るのではなく、人工的に生産する技術開発が世界中の注目を集めているのです。

グリチルリチンは、炭素30個からなるトリテルペンという化合物群に属します。トリテルペンそのものは油に馴染みやすい脂溶性（または疎水性）という性質を持っていますが、グリチルリチンには、さらに水に馴染みやすい水溶性（または親水性）の糖部分が結合しています。つまり、一つの分子のなかに脂溶性と水溶性の両方の性質を合わせ持った両親媒性の構造になっているのです。このような分子を一般にサポニンと言い、グリチルリチンは代表的なサポニンです。

サポニンという名前も、風邪薬のCMなどで耳にする機会が多く、よく知られていると思います。前にもふれましたが、サポニンは痰を切りのどの痛みと炎症を和らげる作用があるので、甘草、桔梗《キキョウ》、遠志《オンジ》などサポニンを含む植物は、鎮咳去痰《ちんがいきょたん》作用を持った生薬としてよく用いられます。

サポニンは、ポルトガル語で石けんを意味する「シャボン」と、語源が同じです。たしかにサポニンは石けんのように泡立ちますし、サポニンを多く含む植物を使って洗濯したり、シャンプーとして使用する習慣が世界の各地で見られます。フィリピンでは、サポニンを含むヒメモダマという植物の茎をつぶしたものが石けんのように使われています。

グリチルリチンの植物における役割

グリチルリチンは、甘草の根または「ストロン」という地下を這う匍匐《ほふく》枝に含まれます。地上枝や葉、花などの地上部の組織にはほとんど含まれていません。また、グリチルリチンは根の中央部よりも周辺部に多く蓄積していると言われており、甘草の地下部の周辺組織で、グリチルリチンは外敵に対する防御的な役割を果たしていると考えられます。

グリチルリチンなどのサポニン類には石けんのような界面活性作用（水に溶けやすい物

質と油のように水に溶けにくい物質を混じりあわせる作用）があります。このような作用をもつ界面活性剤は、細胞膜に入り込むと細胞膜に穴をあけたり、細胞膜を破壊したりする強力な作用を発揮します。例えば、血液中の赤血球を破壊したり（溶血作用）、魚の鰓《えら》に対して毒性を発現します。

おそらくグリチルリチンもこのサポニンの毒性によって、甘草の根やストロンを動物や昆虫、微生物などの外敵から防御する役割を担っていると考えられます。人間が少量を食するだけならば毒性はありません。

サポニンのように脂溶性の部分に糖がついた化学構造をもつ配糖体には、甘味のある物質がいくつかあります。例えば、キク科植物ステビアからとれる「ステビオシド」なども配糖体で、グリチルリチンと同じく天然甘味料として使われます。しかし、すべての配糖体が甘味をもつわけではありません。グリチルリチンの甘い味は、本来、植物が防御物質として生産したサポニンが、たまたま人間には甘く感じられる物質だったのだろうと思われます。

■植物からの万能薬――ポリフェノール

ポリフェノールは代表的な植物成分

健康ブームの中、ポリフェノールという物質には抗酸化作用があるということでよく知られるようになりました。実際、ポリフェノールには5000以上もの種類があると言われています。ほとんどの植物がこのポリフェノールを作りますし、一つの植物でも何種類かのポリフェノールを同時に作って蓄えます。

ポリフェノールの「フェノール」とは芳香環（ベンゼン環など）に水酸基（「-OH」で表される分子の集まり）がついた化合物群のことです。この「フェノール」に「たくさんの」という意味の「ポリ」という接頭語がついたのが「ポリフェノール」で、つまり複数のフェノール性水酸基をもつ化合物の総称です。

ポリフェノールに分類される植物成分には、72ページの図に示すように、フラボノール、フラボン、カテキン類、アントシアニン、イソフラボンなどの総称であるフラボノイド、スチルベノイド、フェニルプロパノイド、タンニンなどがあります。

抗酸化作用とはどういうもの？

ポリフェノールにはいくつかの作用がありますが、最も重要な作用がいわゆる抗酸化作用です。

動物や植物を問わず生物の体内では酸素が関わる多くの反応によって、活性酸素や「フリーラジカル」（いろいろな分子と反応しやすい構造をした特殊な分子）と呼ばれる、不安定な分子種が発生します。これらの活性酸素分子種は、ＤＮＡを傷つけてがんを引き起こし

主な植物ポリフェノールの分類

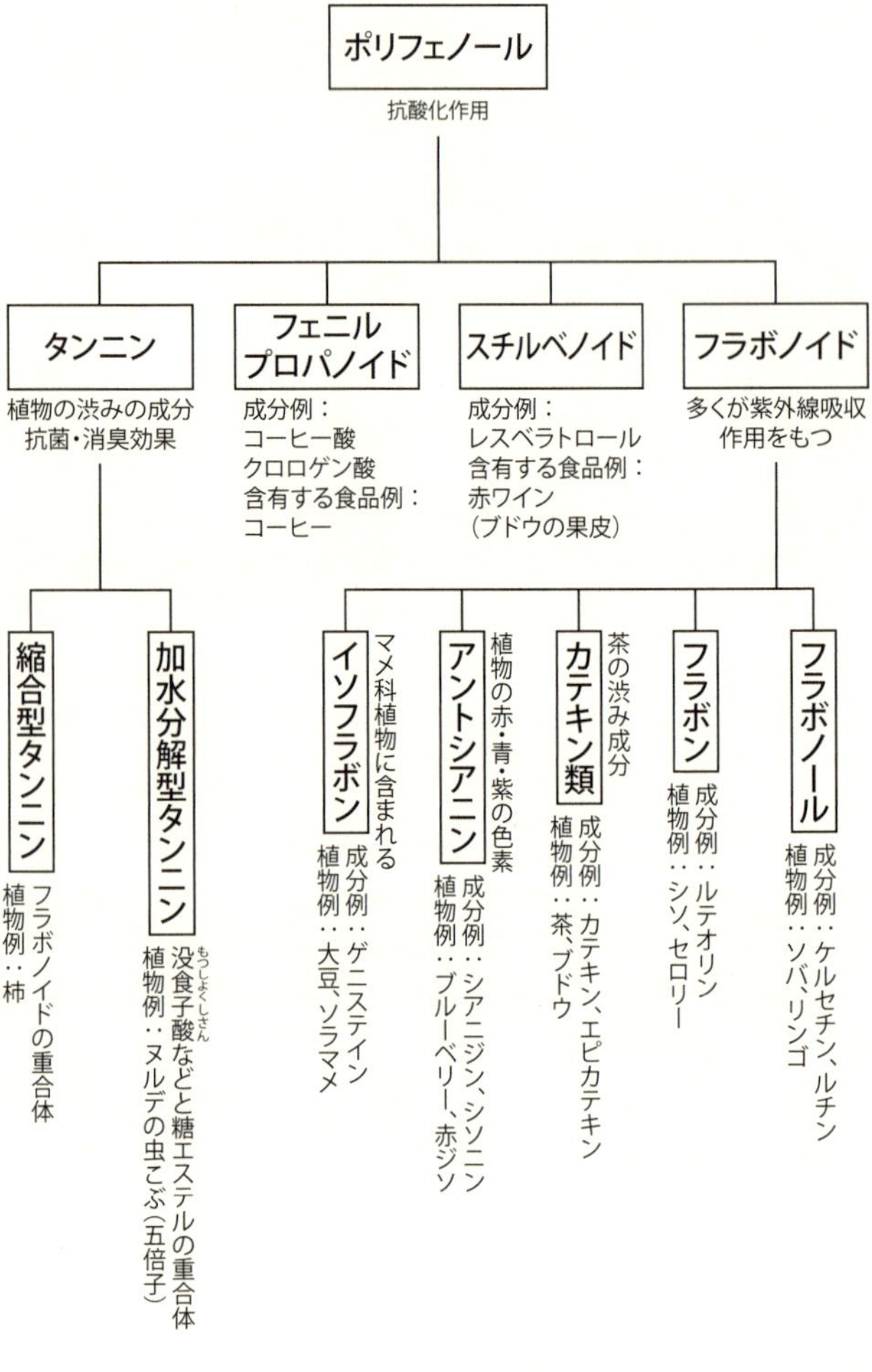
ポリフェノール
抗酸化作用
タンニン
植物の渋みの成分
抗菌・消臭効果
フェニルプロパノイド
成分例：
コーヒー酸
クロロゲン酸
含有する食品例：
コーヒー
スチルベノイド
成分例：
レスベラトロール
含有する食品例：
赤ワイン
（ブドウの果皮）
フラボノイド
多くが紫外線吸収
作用をもつ
縮合型タンニン
フラボノイドの重合体
植物例：柿
加水分解型タンニン
没食子酸《もっしょくしさん》などと糖エステルの重合体
植物例：ヌルデの虫こぶ（五倍子）
イソフラボン
マメ科植物に含まれる
成分例：ゲニステイン
植物例：大豆、ソラマメ
アントシアニン
植物の赤・青・紫の色素
成分例：シアニジン、シソニン
植物例：ブルーベリー、赤ジソ
カテキン類
茶の渋み成分
成分例：カテキン、エピカテキン
植物例：茶、ブドウ
フラボン
成分例：ルテオリン
植物例：シソ、セロリー
フラボノール
成分例：ケルセチン、ルチン
植物例：ソバ、リンゴ

ポリフェノールの抗酸化作用とは

人の生存に不可欠な活性酸素

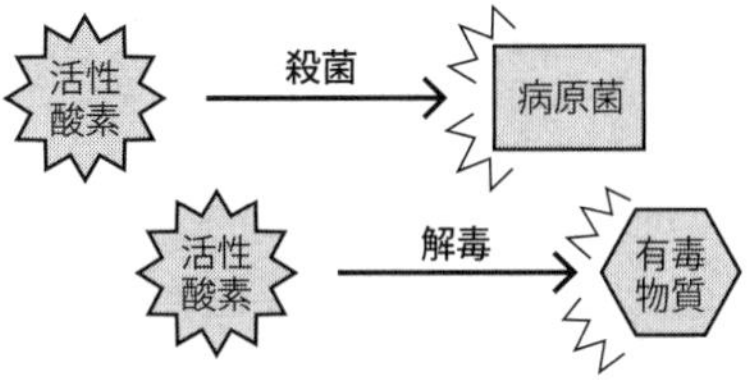

活性酸素は
病原菌や有毒物質を
除去するために、
体内で作られている

過剰な活性酸素の毒性

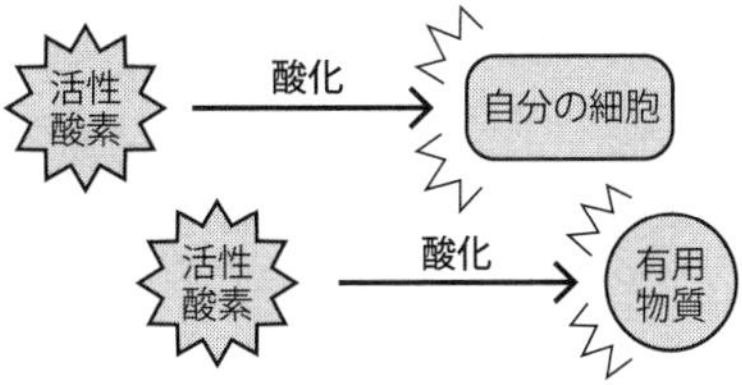

多すぎる活性酸素は
自分の体内の有用物質も
攻撃して、様々な疾患や
老化の原因になる

ポリフェノールの抗酸化作用

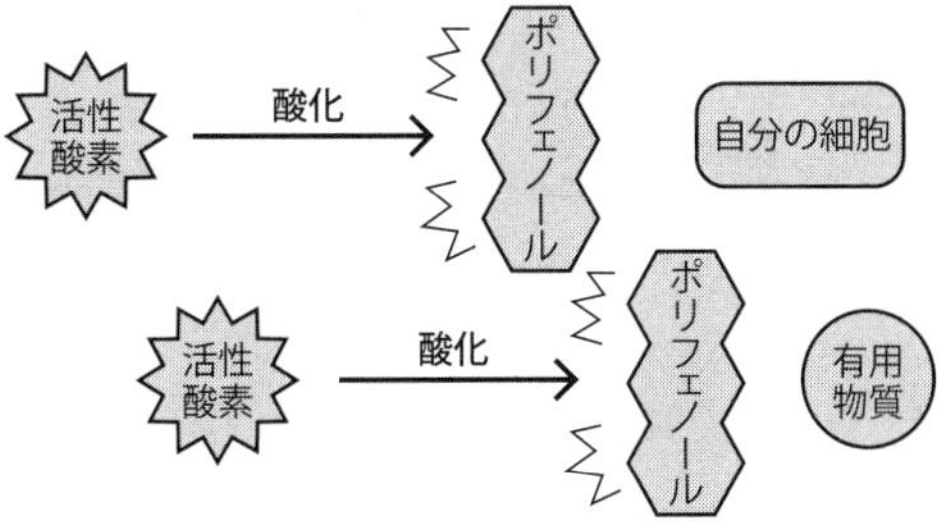

ポリフェノールが代わりに酸化されることで、
活性酸素の毒性から身体を守る

たり、動脈硬化、炎症などの病気や老化の原因になります。

先に、ポリフェノールはベンゼン環などに複数の水酸基を持っていると言いました。このポリフェノールの水酸基が生体にとって不都合な活性酸素分子種を捕捉して解毒することを、抗酸化作用と呼びます。

野菜や果物に含まれるポリフェノールをたくさん摂るのが体に良いというのは、このポリフェノールの抗酸化作用によります。

【コラム7】フレンチパラドックス

飽和脂肪酸の多い食事の量と、心筋梗塞などの冠動脈疾患による死亡率に相関関係があるのはよく知られています。つまり、脂っこい食事をたくさん摂っている人は、心筋梗塞などになりやすいということです。しかし、そうした脂質を多く含んだ食事をしていても、フランス人は冠動脈疾患による死亡率が低いという統計データが、1990年代の前半に発表されました。これが、いわゆる「フレンチパラドックス」です。

このフレンチパラドックスの理由として、フランス人はワイン（特に赤ワイン）を脂質の多い食事と同時にとっているから、アテローム性動脈硬化（過剰なコレステロールなどの生活習慣により血管内にかゆ状の塊ができる動脈硬化症）になりにくいとの説が出されました。では、赤ワインに含まれるどの成分が動脈硬化を防いでいるのかという研究が行われたのです。

まず、適当量のアルコールがアテローム性動脈硬化を引き起こす血小板の凝集を抑える、というデータが出ました。しかし、これではアルコール飲料なら何でも動脈硬化を抑えることになるので、赤ワインだけが有効であるという理由にはなりません。

次に、赤ワインに多く含まれるポリフェノール類の抗酸化作用や抗炎症作用が、動脈硬化の防止に貢献しているという説が出されました。特に、赤ワイン中に多く含まれるレスベラトロールやプロアントシアニジンなどのポリフェノール類が有効であるという、実験に基づく証拠が提出されたのです。この赤ワインに含まれる抗酸化性ポリフェノール類が動脈硬化を防止する効果をもつことは、確定的ではありませんが、ある程度信じられています。

現在では、フレンチパラドックスという現象があったとしても、単に赤ワインをたくさん飲むからというだけではなく、同時に野菜や果物をたくさん摂り、食事や生活自体を楽しむというフランス人の、特に南仏の地中海地方の人々のライフスタイルのおかげなのではないかと考えられています。

薬になったポリフェノール

緑茶にはポリフェノールの一種である「茶カテキン」というカテキン類が多く含まれており、高い抗酸化活性を有することが知られています。この茶カテキンを主成分とする「ポリフェノン」という製品が開発されました。この製品は日本では食品の酸化防止や消臭、抗菌などの用途に用いられていますが、米国、ドイツ、オーストリアでは、ウイルスによるイボなどの皮膚疾患を治療する医薬品として認可されています(米国では2006年から、ドイツ、オーストリアでは2009年から認可)。

これは単一成分の化学合成品が医薬品の主流を占める欧米において、植物由来の天然混合物が医薬品(ボタニカル・ドラッグ:植物性医薬)として承認された極めて珍しい例です。というのも、第一章でも触れたように、要素還元主義の西洋医薬では、単一の成分と単一の薬効が一対一対応になっていて「何が何に効く」という作用が明快なことが前提です。西洋にもハーブによる民間療法はありましたが、生薬のようにさまざまな成分が含まれているものが新薬として認められることは、それまでほとんどありませんでした。

今後、欧米でも自然回帰への傾向の強まりと共に、このように植物由来の天然混合物が薬として新しく認可される例が増えると思います。しかし、その場合でも混在する植物成分として、どのような化合物がどのくらい含まれているかが規定された混合物である必要があります。

ポリフェノールの植物における役割

植物はなぜポリフェノールを作り、そのポリフェノールは植物体内でどのような役割を担っているのでしょうか。

それにはいくつかの役割があると考えられています。乾燥や紫外線などの環境ストレスに対する防御、動物や昆虫などの外敵に対する防御、植物ホルモンの作用に関係する役割などです。

乾燥と紫外線を防ぐフラボノイドとアントシアニン

ポリフェノールが持つ抗酸化作用は、植物体内でも同じ機能を果たして、有毒な活性酸素種やフリーラジカルを消去しています。「アントシアニン」や「フラボノール」といったポリフェノールを多く作るシロイヌナズナという実験用植物を人工的に作り、それらの化合物を作ることができない植物も作出して比較しました。

その結果、ポリフェノールをたくさん作る植物は有毒な活性酸素種を除去する能力が高く、酸化ストレスに対してより強い耐性があることが証明されました。また、植物にとって水分不足による乾燥は大きなストレスですが、この乾燥による植物の障害にも活性酸素種が関与し、障害を増大させている可能性があります。ポリフェノールを多く作る植物は、乾燥ストレスにも耐性を示すことが示されました。このように、抗酸化作用をもつアントシアニンやフラボノールなどのポリフェノールは、活性酸素種を減らすという作用を通して、植物にとって重大な環境ストレスとなる乾燥を緩和することにも役立っていると言えます。

乾燥だけでなく、紫外線も植物にとっては大きなストレスです。フラボノイドは、一般に紫外線領域の240～285ナノメートル（1ナノメートルは10^{-9}メートル）と紫外線と可視光領域にまたがる300～550ナノメートルの波長の光を吸収します。〝Flavonoid〟（フラボノイド）という言葉の語源は、ラテン語で黄色を意味する〝flavus〟に由来し、黄色様の物質という意味です。これはフラボノイドが可視光の一部を吸収した結果、いろいろな色に見えるようになるからです。

また、アントシアニンの語源もギリシア語で〝anthos〟（花）、〝cyanos〟（青）に由来しており、可視光を吸収して様々な色を呈する性質が語源になっています。

280～400ナノメートルの波長のUV-A、UV-B領域と呼ばれる近紫外線は、太陽光に由来し地球上に降りそそいでいて、特にUV-Bは生物にとって有害な紫外線です。フラボノイドはこれらのUV-A、UV-B紫外線を吸収して、植物細胞を有害な紫外線から保護することにも役立っています。例えば、赤ジソは、表皮の一番外側の層の細胞だけにアントシアニンが蓄積しています。赤ジソの「赤」はそれゆえですが、これは紫外線が照射される表層の細胞でアントシアニンが有害な紫外線を吸収して、その下層の細胞を紫外線から保護するためと考えられます。

化粧品にフラボノイドが含まれているのも、皮膚において有害な活性酸素種を除去する抗酸化作用と同時に、有害な紫外線を吸収するという、植物と同じ機能が期待されているというわけです。

タンニンの渋み戦略

ポリフェノールには、このように非生物学的な環境ストレスを緩和する作用の他に、生物学的なストレスに対する防御作用があります。

ポリフェノールの一つであるタンニンには、タンパク質と強く結合して性質を変える作用があります。〝Tannin〟（タンニン）はタンニング、つまり革なめし〝Tanning〟という言葉に由来するのですが、それは、革をなめす時にタンニンを使って動物の皮のタンパク質の性質を変えるからです。

タンパク質と強く結合するというタンニンの性質は、植物の渋みの原因にもなっています。その渋みが植物にとっては、重要な働きを持っています。

タンニンを含んだ植物の葉や果実の渋みは、動物や昆虫にとって（人間にも）好ましいものではありません。結果的にこれらの植物は、タンニンによって捕食者による食害から身を守ることが出来るのです。

しかも、植物の戦略はさらに巧みです。渋柿の渋みの原因物質もタンニンですが、種子が成熟するまでは渋みを蓄えています。渋みのある間、動物は柿を食べようとはしません。しかし、柿の果実が熟して完全に熟れてくると渋みはなくなります。これは渋みの元になっている水溶性タンニンが、水に溶けにくい高分子重合体に変わっていくためです。こうして渋みが抜けて、甘くなった果実は動物にとって格好の食料となります。そして、動物は熟れた果実を食し、その中にある種子を様々な場所に運んで、結果的に柿の播種を助けてくれるのです。

植物は渋みをもつタンニンを上手にコントロールすることで、捕食者からの食害を防ぐと共に、種によって次世代を残すという二重の生存戦略を発達させたと考えられます。

薬としてのタンニンはどうでしょう？　タンニンを含む生薬には、局所の血管を収縮させたり、下痢を抑える、収斂《しゅうれん》作用があります。例えば日本の代表的な民間薬であり、整腸薬として使われるゲンノショウコ（「現の証拠」が名前の由来）の有効成分は、ゲラニインというタンニンです。

また、口腔清涼剤の原料に用いられる阿仙薬《アセンヤク》という生薬には、カテキン類が主成分として含まれています。カテキンは、特保《トクホ》（「特定保健用食品」の略で消費者庁の許可を得て保健の効果を表示できる食品）に指定された健康飲料の「茶カテキン」が有名ですが、これもタンニンを構成する成分の一種です。

口の中には食べ物のカスやさまざまな雑菌があり、口臭や虫歯の原因となっています。タンニンはこうした食物や雑菌のタンパク質とくっつくと、それらを凝集させて固める働きがあります。その結果雑菌の繁殖が抑えられるため、タンニンは口腔清涼剤や口臭を抑える薬剤として用いられています。

植物の生長をコントロールするフラボノイド

ポリフェノールは植物の防御的な役割を担っているだけでなく、植物の発生や生長などにも関係しています。

人間の成長がホルモンによって調節されているのと同様に、植物の発生や生長も植物ホルモン「オーキシン」によって調節されています。オーキシンは歴史的に最初に同定された（単離した化学物質が、既知の物質の仲間なのか、あるいは新しい物質なのかというように、その物質が何であるかを明らかにすること）植物ホルモンで、細胞の伸長や発根の促進、脇芽の抑制、光や重力への屈性などに関係しています。オーキシンは主に茎の先端（頂芽）で作られ、根の方向に移動していきます。

ポリフェノールの一種であるフラボノイドはこのオーキシンの作用を調整して、間接的に植物の生長を制御しているのです。フラボノイドは、オーキシンが細胞の内外に移動するための換気扇のような役割を果たす「オーキシン輸送体」というタンパク質の働きを阻害するとされています。そのため換気扇が動かなくなった細胞ではオーキシンが細胞から細胞への移動ができなくなり、一部の細胞に留まります。結果的にオーキシンが留まっている細胞だけが生長することになるのです。そのようにして、植物は全体の形を正しく整えています。

興味深いことに、フラボノイドは藻類以外の、被子植物、裸子植物、シダ類、コケ類などすべての陸上植物に含まれています。そしてこれらの陸上植物には、オーキシンとその輸送体も同時に存在します。陸上の植物が藻類から進化していることと併せて考えれば、フラボノイドとオーキシンは植物の中で共に関係しながら進化し、フラボノイドには古くからオーキシン作用を微調整する役割を果たしていた可能性があります。

植物におけるフラボノイドの生合成（植物が自ら物質を作ること）は、光や紫外線、栄養飢餓、乾燥といった環境ストレスによって活発化されます。こうして作られたフラボノイドは、抗酸化作用や紫外線吸収作用といった直接的な働きで環境ストレスを緩和します。同時に、植物ホルモンであるオーキシンの作用に影響し、植物の生長や形態を調整することによっても、環境ストレスに間接的に適応しているのです。

このように、フラボノイドなど多様な植物成分は、様々な経路やメカニズムによって植物の活動を最適化しているのです。

■植物から得られる抗がん薬

日本人の死因で最も多いのは悪性新生物、いわゆる「がん」です。がんは昭和50年代の後半から日本人の死因の1位となっており、現代人の3人に1人はがんで亡くなっています。このがんの治療に有効な薬も、植物成分に由来するものが多数あります。

臨床的に用いられている四つの抗がん薬

現在、臨床の現場で用いられている抗がん薬のうち、「ビンカアルカロイド」「パクリタキセル（タキソール）」「カンプトテシン」「ポドフィロトキシン」の四つは植物成分に由来しています。これらの四つの抗がん薬は、それぞれ作用の仕組みは異なりますが、いずれもがん細胞の分裂を阻害することにより、抗がん性を発揮する物質です。

実際の抗がん薬の開発では、植物から得られた天然の活性成分を元にして、様々な構造変換を行って「誘導体」を作り、後に述べるカンプトテシンの例のように薬として最も適した分子にします。構造変換を行うのは、より活性の強い物質にしたり、副作用を減らしたり、体内での吸収や代謝、排泄を最適化するためです。

こうした構造変換を行う前の、植物など天然素材から得られた最初の活性化合物を、最終的な医薬品開発を先導するという意味で「リード化合物」と言います。植物成分は、抗がん薬などの医薬品開発において有力なリード化合物となっています。

ニチニチソウが作るビンカアルカロイド

アルカロイドというのはモルヒネのところでもふれましたが、主に植物が作る、窒素を含むアルカリ性の化合物の総称です。もともとアルカロイドという用語は、〝アルカリ性を示す物質〟という意味で、その化学構造も非常に多様です。後に動物もアルカロイド様の物質を作ることがわかってきましたが、従来、アルカロイドといえば植物が作るものと見なされてきました。

アルカロイドを含む植物は、キンポウゲ科、ナス科、マメ科、キョウチクトウ科、ユリ科など、多岐にわたります。ちなみに、先述したカフェインやニコチンもアルカロイドの一種です。アルカロイドには特異的で強い作用をもつものが多いので、新しい薬を創る時の大本であるリード化合物となる可能性が高いのです。

さて、ビンカアルカロイドに戻りましょう。これは、ニチニチソウ(日々草。英語でビンカ〝Vinca〟。キョウチクトウ科。口絵参照)が作るアルカロイドのことです。ビンカアルカロイドのなかでも、ビンブラスチンとビンクリスチンというよく似た構造の化合物は、1960年代から白血病や悪性リンパがんなどのがん治療に用いられています。

では、このビンカアルカロイドは、どのようにがんに作用するのでしょうか。

がんは、細胞が暴走して分裂が止まらなくなる病気であるというのは、よく知られていると思います。ビンブラスチン、ビンクリスチンといったアルカロイドには、この細胞の分裂を止める作用があるのです。

生物の細胞の多くは、核、リボゾーム、ミトコンドリア等々、さまざまな構造（細胞小器官またはオルガネラと呼ばれます）を持っています。その細胞小器官の一つに、細胞分裂の際に活躍する「微小管」という器官があります。誤解を恐れずに言いますと、家（細胞）を建てる時の柱に相当するような器官です。

その微小管の材料となるのが、チューブリンというタンパク質です。ビンカアルカロイドは、このチューブリンに固く結合します。細胞分裂の際には、チューブリン同士がくっついたり離れたり（それぞれ「重合」「脱重合」と言います）する必要があるのですが、チューブリンにビンカアルカロイドが結合することで、チューブリン同士の重合が妨げられ、柱に相当する微小管が形成されないのです。その結果、それ以上「家造り」（細胞分裂）が進みません。

こうしてビンカアルカロイドが細胞に入ると、細胞分裂が止まってしまいます。がん細胞のように活発に分裂する細胞は特に影響を受けるので、その分裂が阻害され、いずれ消滅していくというのが、抗がん薬ビンカアルカロイドの作用の仕組みです。

しかし、ビンカアルカロイドは、がん細胞と正常細胞を区別することはできないので、実際には、すべての細胞の分裂が阻害されます。実のところ、ほとんどの抗がん薬はがん細胞だけの分裂を止めるわけではなく、他の細胞の分裂も止めてしまうのです。ただ、がん細胞は非常に活発に分裂し、その結果、増殖速度が速いので、ビンカアルカロイドのような細胞分裂を阻害する物質が抗がん薬として有効なのです。

多くの抗がん薬の細胞に対する非特異性（がん細胞だけに限らず、正常細胞も含めて分裂を阻害してしまうこと）は、ビンカアルカロイドに限らず、これから説明する他の抗がん薬についても同じです。

タイヘイヨウイチイから発見されたパクリタキセル（タキソール）

タキソールは、米国の国立がん研究所が１９６７年、タイヘイヨウイチイ（学名 *Taxus brevifolia*）の樹皮から発見した化合物です。第四章で説明しますが、タキソールは「ジテルペン」といって炭素が20個ある化合物群に属します。

最初に単離に成功した時は、この「タキソール」という名称が一般名（商品名ではない化学物質としての一般名称）として使われていました。その後、アメリカの大手製薬会社ブリストル・マイヤーズ　スクイブ社がこれを抗がん剤として発売したときに商品名を「タキソール」としたため、一般名が「パクリタキセル」と変更されました。しかし、今でも

パクリタキセル（タキソール）

C：炭素　H：水素　O：酸素　N：窒素

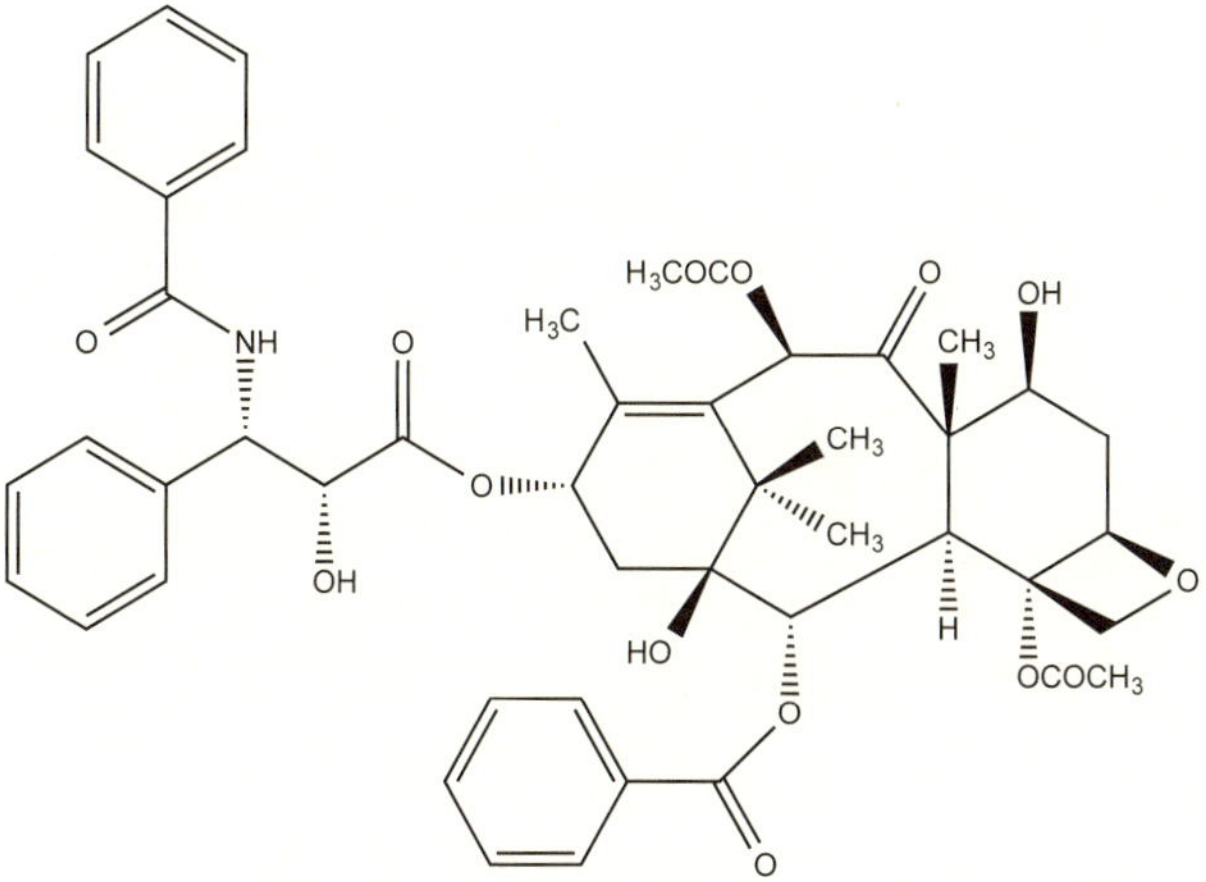

パクリタキセル（タキソール）

- 広く使われている抗がん薬の一つ
- タイヘイヨウイチイの樹皮から発見された
- チューブリンを安定化させ脱重合を止めることで微小管の形成を妨害して細胞分裂できなくする

タキソールと言った方がよく通じます。

パクリタキセルは、ビンカアルカロイドの作用とは逆に、重合したチューブリンを安定化させてしまい、さらなる脱重合を阻害します。前節で詳しく述べたように、細胞分裂はチューブリンの重合と脱重合の繰り返しによって正常に進行しますが、パクリタキセルはチューブリンが重合したところで止めてしまいます。結果的にビンカアルカロイドと同様、正常に微小管が作られないことで、パクリタキセルは細胞分裂を阻害するのです。

キジュのエキスから作るカンプトテシン

タキソールと同様、カンプトテシンも米国の国立がん研究所が行った植物成分の抗がんスクリーニングによって見つかった化合物です。タキソールを発見した研究グループと同じ研究者たちがタキソールの発見と前後して1966年に中国産のキジュ（喜樹。別名、カンレンボク。学名 *Camptotheca acuminata*）という樹木のエキスから発見しました（90ページ参照）。

カンプトテシンには強力な抗がん活性が認められましたが、水溶性が低いため点滴に使う水剤になりにくいという製剤上の問題があり、そのままでは薬として適していませんでした。そこで、カンプトテシンとは少し化学構造の異なる「誘導体」が多く作られました。その中でも水に溶けやすいトポテカン、イリノテカンというカンプトテシンの誘導体が現

カンプトテシン

C:炭素　H:水素　O:酸素　N:窒素

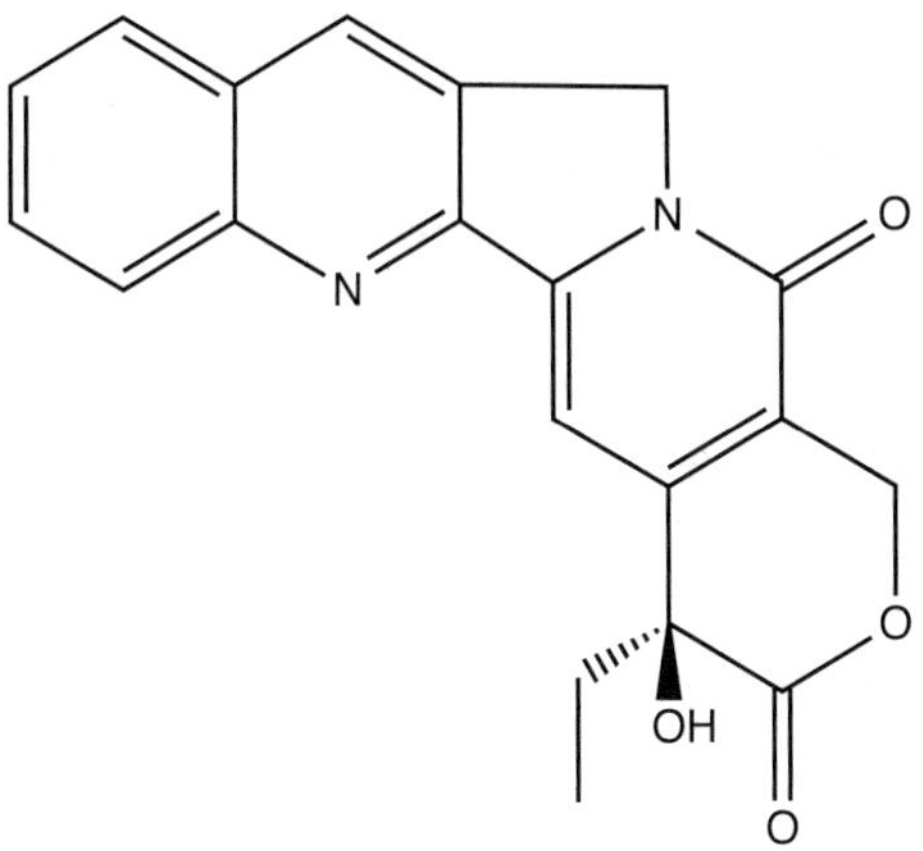

カンプトテシン

- 強力な抗がん薬の一つ
- キジュ(カンレンボク)のエキスから発見された
- 水溶性が低いため、一部を変化させた誘導体が多く作られている
- DNAトポイソメラーゼⅠを阻害することで細胞分裂できなくする

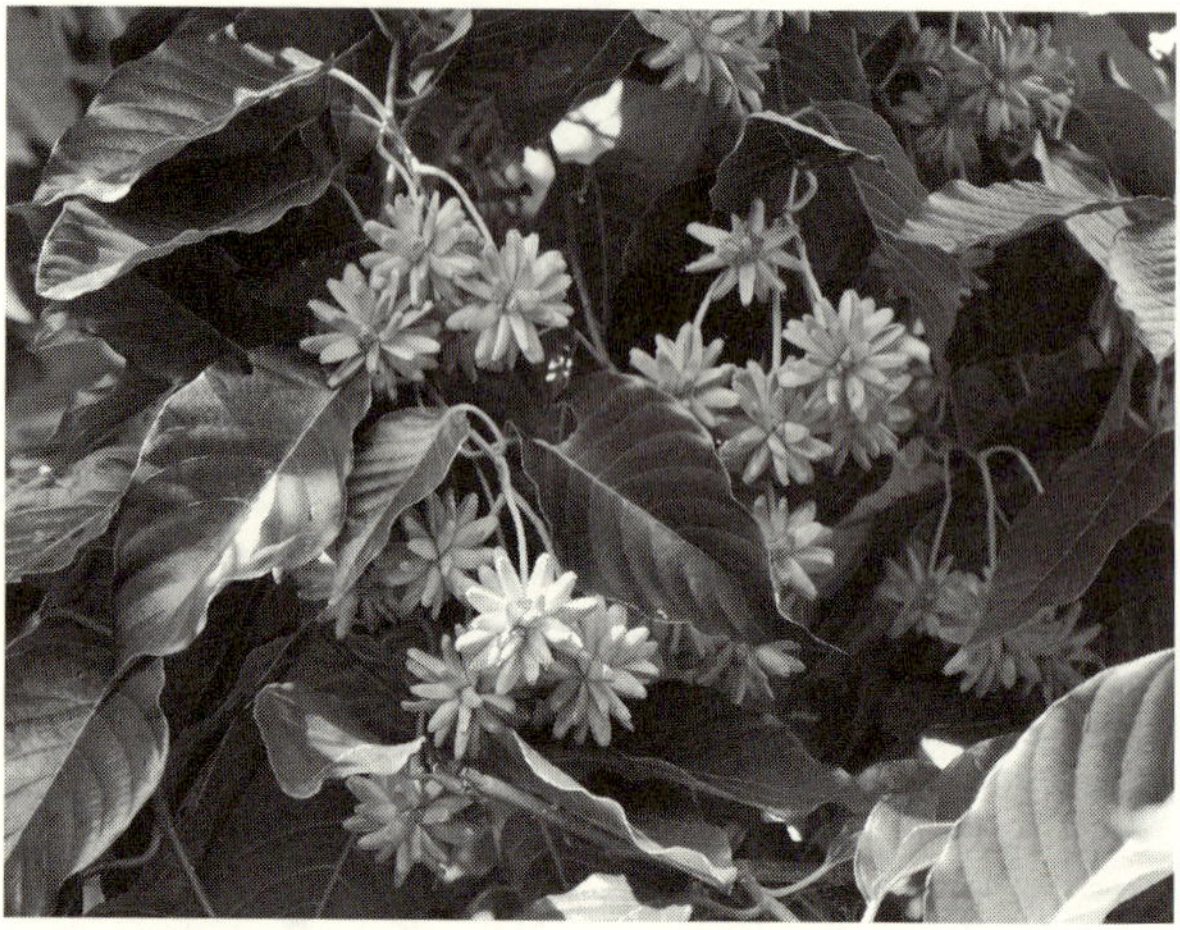

キジュ（果実）　（写真：須藤浩）

在も抗がん薬として使われています。

カンプトテシンは、DNAが格納されている核で働く「DNAトポイソメラーゼI」という酵素の働きを阻害することによって、細胞の分裂を妨げます。

DNAの二重らせん構造という言葉を耳にしたことがある読者は多いと思います。細胞核の中にあるDNAというのは、長いひものようなものが2本、対になり、らせん状になっています。しかしこのままの状態では、らせん構造に大きなねじれが生じているため、細胞が分裂するときに正しく遺伝情報を伝えることができません。そのため、DNAの二重らせん構造をいったん切断して、ねじれをなくしてから、改めて結合するという作業を経ないと、細胞分裂は成功しません。この「いったん切断して再結合」する仕事を担うのが「DNAトポイソメラーゼ」という酵素です。DNAの複製や転写という細胞の基本的な活動を行うには、DNAトポイソメラーゼが不可欠なのです。

カンプトテシンによってこの酵素が阻害されると、DNAは切断されたままになり、その結果、細胞は死滅してしまいます。細胞活動が旺盛ながん細胞で、カンプトテシンが抗がん作用を発揮するのはこうした仕組みによりますが、前述した他の抗がん薬と同様に、がん細胞でない正常な細胞の「DNAトポイソメラーゼI」も阻害します。そのため、下痢や骨髄機能の抑制、貧血などの副作用が現れます。

ポドフィルム属植物からのポドフィロトキシン

ヒマラヤ地方や北米に自生するポドフィルム属植物（メギ科の多年草。口絵参照）の根は、ヒマラヤやアメリカインディアンなどの原住民によって数百年前から下剤や駆虫薬として用いられていました。19世紀の末には、このポドフィルム属植物の根に含まれるエキスの主成分が「ポドフィロトキシン」という物質であることも知られていました。

その後、スイスの製薬会社サンド（現・ノバルティス）が中心となって、20年間に600種類におよぶポドフィロトキシン誘導体が作られ、その抗がん活性が試験されました。その中でエトポシドなど、実際に抗がん薬として使われることになる化合物が得られたのです。ちなみに、がんに効き目のあるリード化合物が見つかると、実際に薬として使いやすい構造に変えるため、製薬会社が何年間にもわたり数百種類の誘導体を作ることは珍しくありません。

ポドフィロトキシンは、これまでに紹介したアルカロイド（ビンカアルカロイド、カンプトテシン）やジテルペン（パクリタキセル）とは異なり、リグナンという物質群に属します。ポドフィロトキシンの抗がん作用も、カンプトテシン同様、DNAトポイソメラーゼの阻害ですが、カンプトテシンが阻害するI型酵素ではなく、「DNAトポイソメラーゼII」を阻害します。結果的にはカンプトテシンと同じく、細胞分裂の盛んながん細胞の分裂を止めることにより、がん細胞の増殖を抑えて抗がん作用を発揮します。

毒性のある成分を作る植物への疑問

これまで説明してきたビンカアルカロイド、パクリタキセル、カンプトテシン、ポドフィロトキシンという四つの抗がん薬の例でわかるように、植物成分にはしばしば、細胞の分裂に必須な微小管形成やDNA複製などを阻害して細胞分裂を止める、いわば毒になる化合物が含まれていることがあります。私たちは、このような毒性のある植物成分を利用し、がん細胞の分裂を止める抗がん薬として使っているのです。

しかし、植物の側から見ると、こうした毒性の化学成分は、動物、昆虫、病原菌、競合植物などの外敵から、自らを防御する役割を担っているわけです。ここで大きな疑問が生じませんか？　「なぜこのような毒性のある成分を生産する植物は、自分の生産する毒に対して平気なのか？」という疑問です。毒性成分を生産する植物は、自ら生産する毒からどのように自分を守るのでしょうか？　それについては第五章で詳しく考えることにしましょう。

第三章　植物はなぜ薬を作るのか？

前章では、植物から作られている薬について具体例をいくつか紹介し、これらの植物成分が薬として特異的で強い生物活性（生物に作用して何らかの生体反応を起こさせること）を発揮するしくみを説明しました。

本章では、もっと一般的に、なぜ植物は薬になるような化学成分を作るのか？ について考えてみましょう。そこには、植物という生き物が進化の中でその生き方を模索し、繁栄を遂げた理由に直結する、植物なりの戦略があったのです。

■植物の生存戦略が多様な代謝産物をもたらした

「自然の恵み、植物からの贈り物」は大きな誤解？

人に限らずチンパンジーですら、植物から得られる化学成分を薬として使ってきました。私たちは、この植物の成分を自然の恵みであり、植物からの贈り物と安易に考えています。それは、そのように考えるのが人間にとって心地良いからなのでしょうし、安心なのでしょう。

しかし、植物の側から見た場合、本当に人間への贈り物として化学成分を作っているのでしょうか？　贈り物と考えるのは、人間の側からだけ見た都合の良い一方的な考え方ではないでしょうか？　もし、そうでないとしたらなぜ植物はこのように薬になるような化学成分を作るのでしょうか。

動けない植物の巧みな生存戦略

植物は私たち動物とは違って、すばやく動くことや移動することが出来ません。しかし、46億年の地球の歴史の中で、陸上植物は5億年を生きてきています。私たち人間の遠い祖先（ヒト属、ホモ属）が200万年前に誕生し、私たちと同じ種であるホモ・サピエンスが誕生したのが40万～25万年前とすれば、陸上植物には私たち人間の約1000～2000倍も長い生命の歴史があります。陸上植物の祖先とされる藻類の歴史はもっと古く、30億年前から生存していたと考えられるので、より長い進化の道筋をたどってきたといえます。

植物はこのような長い歴史を生き抜くために、戦略を立て、実行して、トライアル・アンド・エラーを繰り返しながら進化する必要がありました。特に、植物が、土に根を生やして移動しない、という基本的な生き方を選択した段階で、動くことができる動物とは異なった生存戦略が必要だったのです。

生命が持つべき属性

ここで、動物、植物を問わず生命がもつべき属性、すなわち生命体に共通して備わっている性質や特徴とは何かを考えてみましょう。

生命の定義や持つべき属性といっても、その議論はそう簡単なものではありません。しかし、共通の理解としては、

（1）自らの生存と成長のために物質代謝、エネルギー代謝が出来ること

（2）自己を複製して次世代に受け継ぐこと

が挙げられます。

この二つの属性を有し、生命として成り立つために、「動かない」という選択をした植物は、独自の生存戦略を発達させました。それが結果的に、植物が多くの薬を私たち人間にもたらすことに繋がったのです。

ここでは、薬の元になる植物の作る化学成分（次節で述べるように代謝の結果できる物質ですので「代謝産物」とも呼ばれます）の観点から、植物が独自に発達させた三つの生存戦略を見ていくことにしましょう。その三つとは次に述べる、同化代謝戦略、化学防御戦略、繁殖戦略です。

その1　同化代謝戦略——太陽エネルギーと土からの栄養による光合成

生物の属性の一つとして、生きていくためにはいろいろな細胞を構成する物質を作らなければなりません。また運動したり、成長したりするためにはエネルギーが必要です。これが「代謝」です。「代謝が悪い」というような言葉からは、不要なものを排出すること＝代謝と思いがちですが、本来、代謝とは、エネルギーをやり取りしながら、生命の活動に必要なものを生体内で合成したり分解したりすることです。

人間などの動物は、細胞の構成成分やエネルギーの元になる有機化合物を、食物から取っています。そして摂取した食物を代謝（消化や変換、分解）して単純な化合物に戻し、その変換の過程でエネルギーを取り出しています（これを「異化代謝」と呼びます）。これは動物が、自ら動いて食物を獲得することが出来る、という性質から可能になったことです。

しかし、動けない植物は、動物のように動いて食物を獲得することができません。そこで、空気中の二酸化炭素と、土壌から根によって吸い上げた単純な無機塩類（窒素塩、硫酸塩、リン酸塩など）を使い、エネルギーを与えてアミノ酸や糖などの有機化合物を作る機能（これを「同化代謝」と呼びます）を発達させました。この同化代謝は前述の異化代謝とは逆方向の反応です。同化代謝を行うにはエネルギーを与えることが必要ですが、そのために太陽からの光エネルギーを使って行う同化代謝が「光合成」です。これは動物にはない、植物だけが持っている生きるための戦略です。

その2　化学防御戦略——様々なストレスに対する化学兵器による防御

動かないという生存戦略を選択した植物は、生存を脅かす様々なストレスに襲われても動物のように逃げ出すわけにはいかないので、独自の化学的な防御戦略を発達させました。捕食者、病原菌、他の競合する植物などの生物に由来するストレス（生物学的ストレス）に対抗するために、植物は化学成分による防御戦略を発達させました。このように、捕食者から食べられないようにするために、または病原となる微生物から身を守るために、他の植物と競合するために、植物はどのような戦略をとったのでしょう？

第一に、捕食者から食べられないように、植物は動物に対して苦い味や渋い味、あるいは神経を麻痺させるなどの有毒な化学成分を作るように進化しました。普段、私たちは独特の苦味のある野菜を食べることがありますが、そのときのことを思い出してください。例えば、ゴーヤ（ニガウリ）を初めて口にしたとき、思わず吐き出してしまいそうになったことはありませんか？

もし、植物の葉や茎、種が苦かったり渋かったりすれば、捕食者の動物も一度はかじってみても次からは口にしたくはないでしょう。食べてから少し時間がたって神経麻痺や意識障害などの有毒な作用を引き起こすものならば、その作用を覚えていて、やはり二度と口にはしないでしょう。このようにして、捕食者に対して有毒な成分を作る植物は、生き残るチャンスが増え、より多くの子孫を残せることになります。

第二に、病原菌に対してもその増殖を抑える抗菌性のある化学成分を作り、病原菌に打ち勝つように進化しました。病原菌に対して抗菌作用のある化学成分を作る植物は、他の植物よりも病原菌に対して抵抗性が強くなり、生き残るチャンスが大きくなります。

さらに、第三に、光合成に必要な日光や、無機栄養塩など、生長のために必要な資源を競う他の植物との闘いに勝つためにも、他の植物の生長を抑えこむ化学成分の生産をするようになりました。他の競合植物に対して、生長を阻害するような成分を作ることによって、自らの生長が優位になります。

つまり、植物の進化の過程において、突然変異でそうした特異的な活性のある化学成分を作れるようになった個体が、ストレス環境に打ち勝って他の個体よりも生き残るチャンスをつかむ。結果的にこのような突然変異を持った個体が次世代をより多く残すことに成功し、その植物の集団内に広がっていったと考えられます。

自らの生存のためと多くの子孫を残すため、植物は化学防御物質をつくるよう進化したのです。そして、偶然にこのような化学防御物質をつくる突然変異を獲得した個体が、長い時間をかけて集団の中に広がりました。

植物の作る防御物質が薬になる理由

植物の生産する化学成分が、捕食者や病原菌などの生物学的ストレスから身を守り、植物の進化における化学防御戦略として極めて重要な役割を果たしたことは理解できたと思います。しかし、なぜそれらの化学成分は薬として用いられることが多いのでしょうか？

それは、植物が生産する防御物質と、薬が持つべき性質とが共通しているからなのです。その共通する性質とは、次に述べる「強い生物活性」と「豊富な化学的多様性」の二つです。

敵を寄せつけない強い生物活性

化学成分によって、捕食者を寄せつけない、あるいは病原微生物を生育させないためには、その化学成分は強い生物活性を有していないといけません。生物活性とは、「生物に作用して、何らかの生体反応を起こさせること」です。例えば、動物の神経伝達を遮断して動かなくする、細胞の分裂や成長を阻害する、などの強い生物活性を示す物質は防御物質として優れていると言えます。

実はこの強い生物活性という性質は、よく効く優れた薬が持つべき重要な性質のひとつなのです。

わかりやすい例を三つ、紹介しましょう。

●アトロピン

ハシリドコロ（105ページ参照）などのナス科植物に含まれるアトロピンという成分は、人間を含む動物の副交感神経を遮断する、という強い生物活性を有します。

アトロピンを含む植物を食べた動物は、瞳孔が散大し目が見えにくくなったり、心拍数が増加したり、中枢が興奮し、めまいや幻覚などの症状を呈します。このような経験をした動物は、二度とこの植物を食べなくなるでしょう。

しかし人間は、アトロピンに特徴的な薬理作用を利用して、瞳孔を散大させたり、痙攣を鎮めるための薬として用いるようになりました。

●ベルベリン

オウレンというキンポウゲ科植物の根茎を乾燥した黄連《オウレン》という生薬や、キハダというミカン科植物の樹皮を乾燥させた黄柏《オウバク》という生薬には（106ページ参照）、ベルベリンという黄色い成分が含まれています。ベルベリンは、病原菌のリボ核酸やタンパク質合成を阻害して強い抗菌作用を示し、病原菌の感染から植物自身を守っていると考えられます。

ベルベリンは、この抗菌作用を利用し、下痢を止める整腸薬として用いられています。

●グルコシノレート（グルコラファニン）

ワサビや西洋ワサビに含まれるグルコシノレートという成分は、分子中に硫黄原子を多く含みます。このグルコシノレートは、同じくワサビや西洋ワサビに含まれるミロシナ

身を守るのに有効な強い生物活性の成分

C:炭素　H:水素　O:酸素　N:窒素　S:硫黄

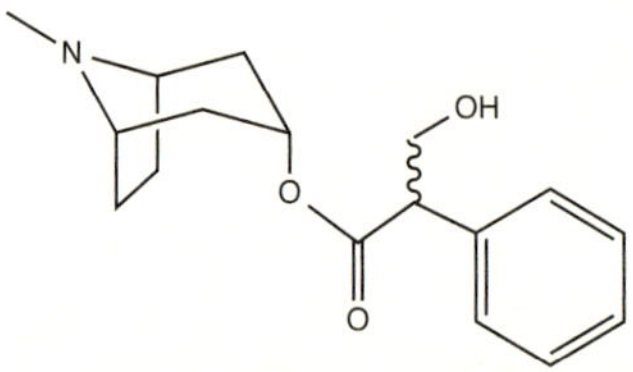

アトロピン

- ハシリドコロなどのナス科植物に含まれる
- 副交感神経を遮断する
- 瞳孔の散大、心拍数の増加、中枢の興奮によるめまいや幻覚がおこり、動物の嫌う成分
- 薬として瞳孔を散大させたり、痙攣を鎮めるために使われている

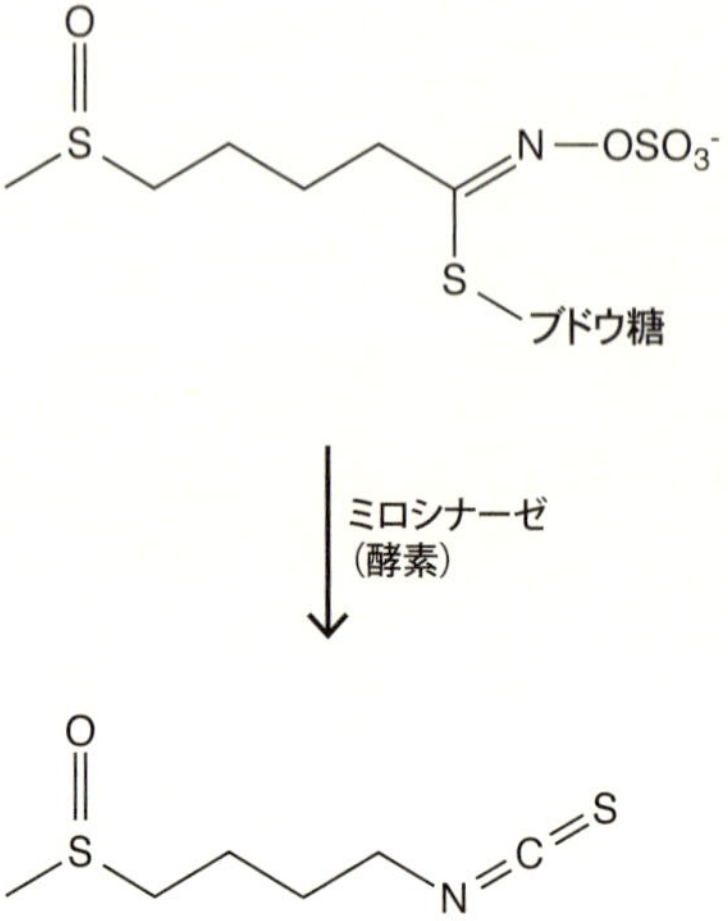

グルコシノレート（グルコラファニン）

- ワサビや西洋ワサビが蓄えている成分
- 硫黄原子を多く含む
- そのままでは辛くない
- 細胞が壊れるとミロシナーゼと接触して辛い物質に変化する

イソチオシアネート（スルフォラファン）

- ブロッコリーに含まれる
- 捕食者が忌避する辛味成分
- 発がんを抑制する作用
- ピロリ菌を抑える作用

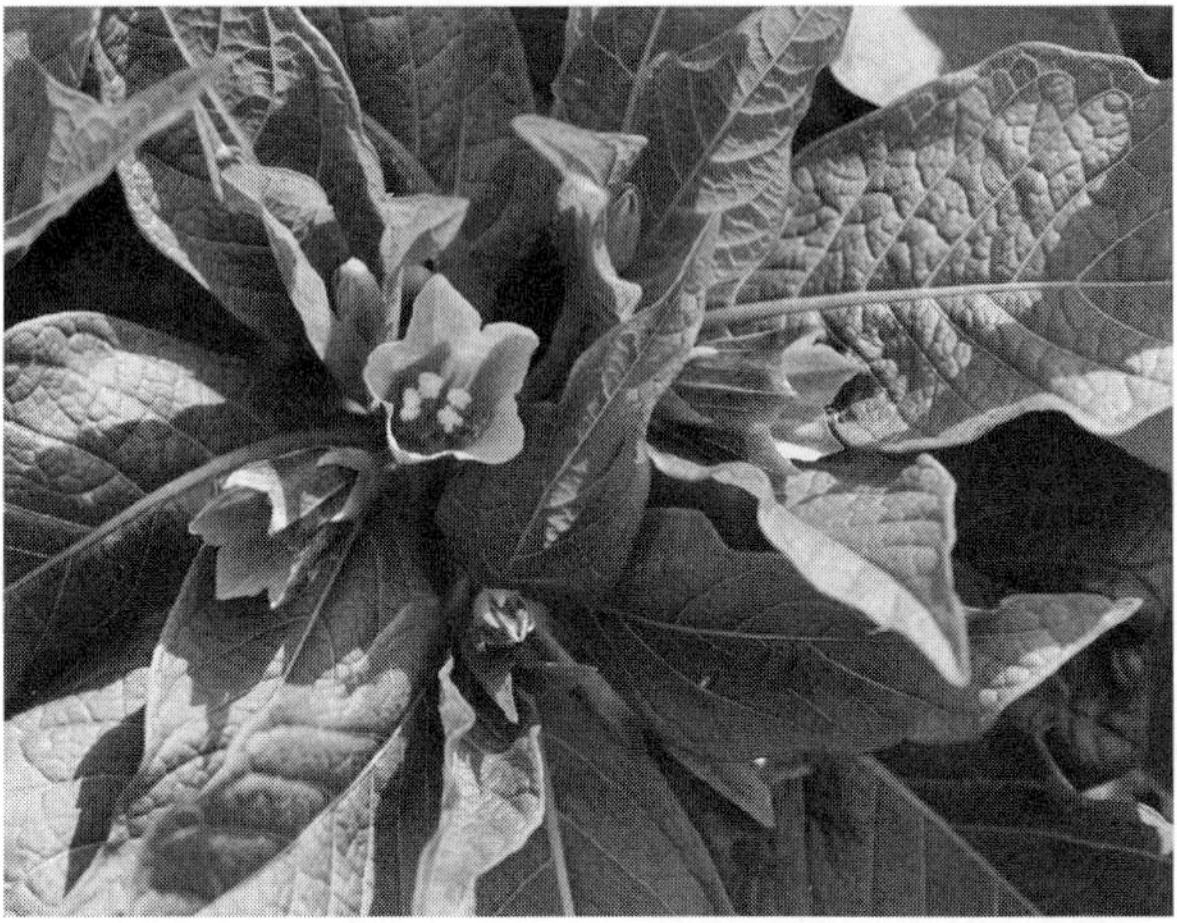

ハシリドコロ　（写真：須藤浩）

ーゼという酵素によって分解され、イソチオシアネートという非常に辛い物質を生成します。グルコシノレートは細胞内ではミロシナーゼと接触しないように安定して蓄えられていますが、昆虫などの捕食者が葉をかじると細胞が壊れ、グルコシノレートとミロシナーゼが接触して反応が起き、イソチオシアネートが生成します。ワサビや西洋ワサビは、昆虫に摂食された時にだけこの特異的な辛味成分が発生することにより、その忌避作用によって捕食者から身を守っていると考えられています。

この辛い成分イソチオシアネートの一種に、ブロッコリーに含まれるスルフォラファンがあります。このスルフォラファンには発がんを抑制する作用や胃がんの原因となるピロリ菌を抑える作用などがあります。スルフ

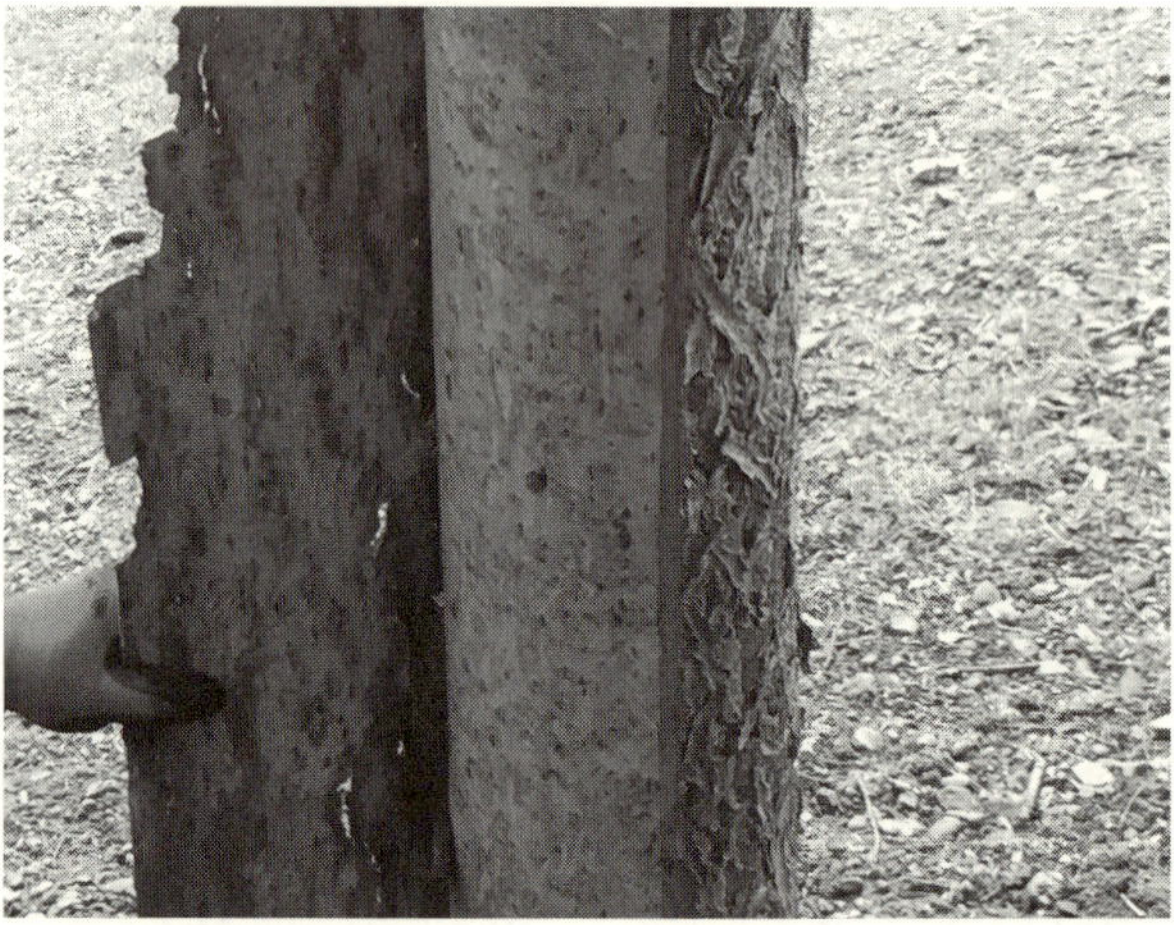
キハダ（樹皮）　（写真：高上馬希重）

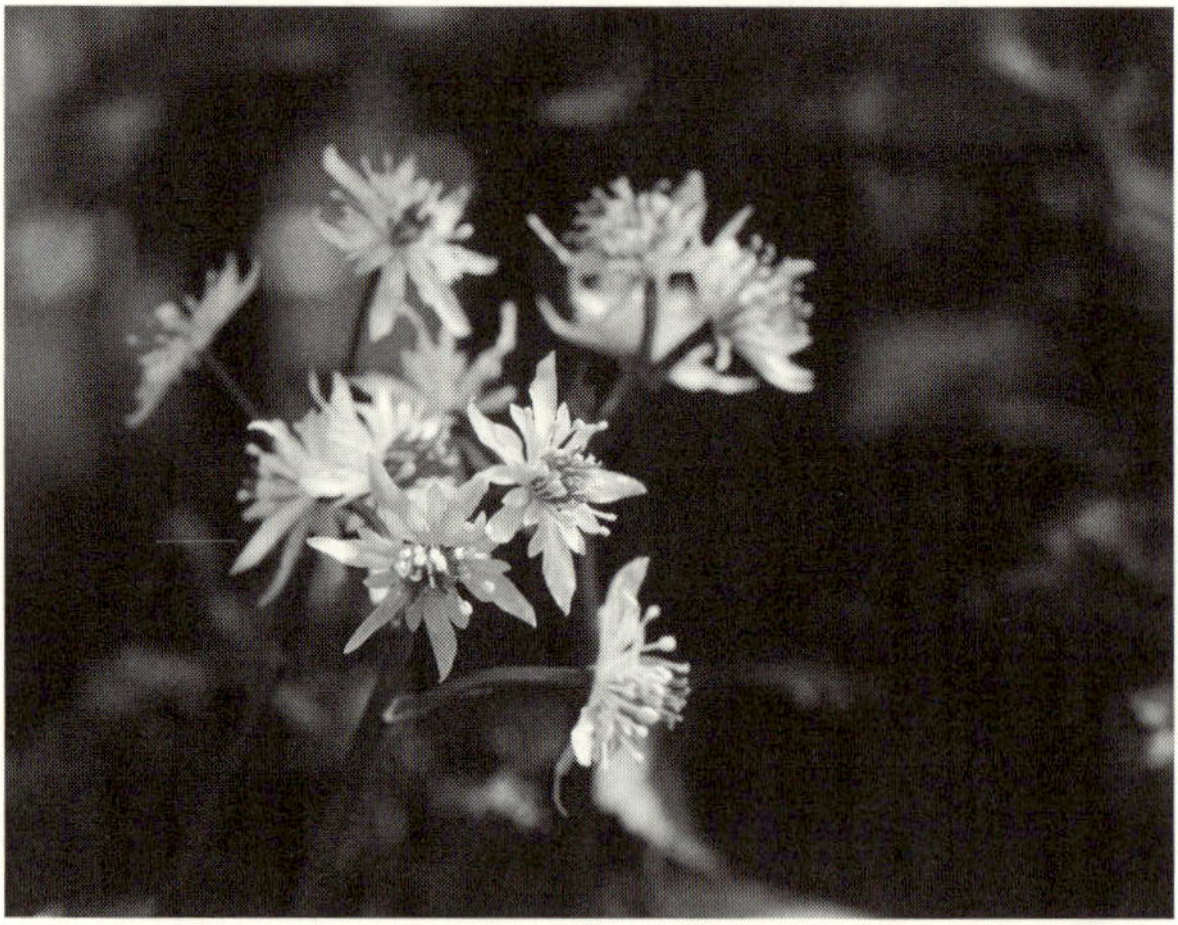
オウレン（花）　（写真：須藤浩）

ォラファンが私たちの体内に存在する発がん物質を解毒化する酵素を誘導したり、細菌に対する殺菌・制菌する働きをもつためです。

【コラム8】「酵素」ってなに？

本書にはしばしば酵素という言葉が登場します。酵素とは、生体内で物質の化学反応を助けて、反応を速やかに進める触媒の役割を持つタンパク質のことです。

酵素は、植物の体内で作られ、その酵素による反応が複雑に組み合わさることによって、多様な植物成分が作られます。そして、酵素はタンパク質ですのでアミノ酸が連なって出来ています。そのアミノ酸配列は、植物のゲノム遺伝子（植物が持っているすべての遺伝子のことです）の塩基配列（遺伝子の本体であるＤＮＡに刻まれている様々なタンパク質を作る情報）によって定められています。

突然変異によって遺伝子の塩基配列が変われば、酵素タンパク質のアミノ酸配列も変わり、酵素の触媒的性質も変化します。つまり、酵素反応の速度や特異性も変わり、最終的には植物成分の構造や含有量も変わってしまうことになります。

植物成分の生合成や分解には、実に多くの種類の酵素が関わっています。この酵素の多様性が、植物成分の多様性を決めていると言っても良いでしょう。

DNA、RNA、タンパク質、酵素の関係

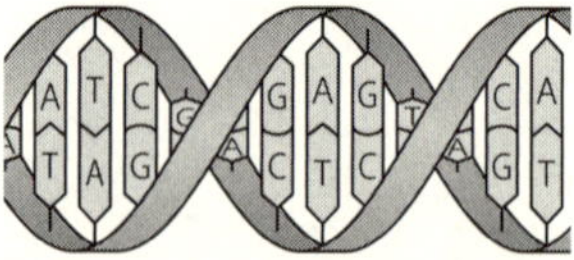

A:アデニン　T:チミン　G:グアニン　C:シトシン

DNA

- アデニン・チミン・グアニン・シトシンの4種類の配列で遺伝情報を記録している
- アデニンとチミン、グアニンとシトシンが結合して二重らせん構造をとる

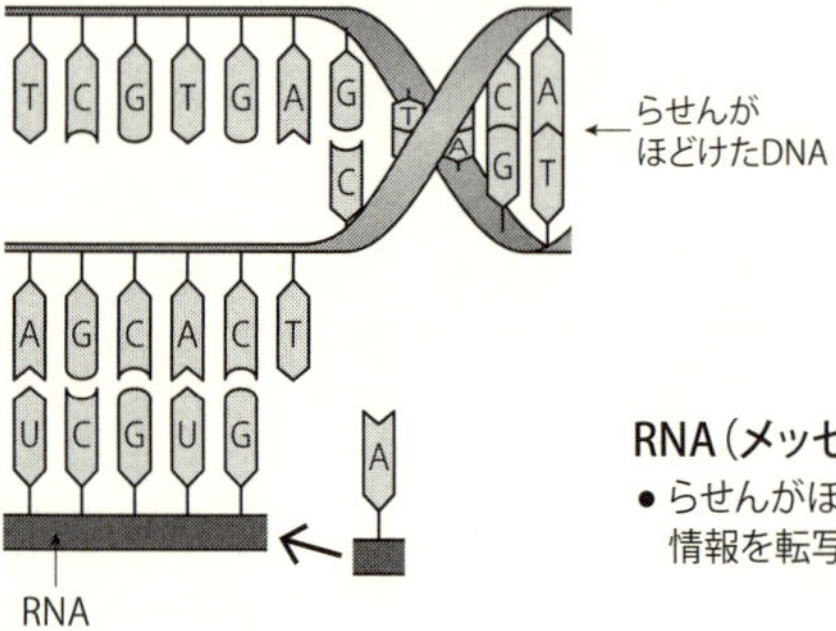

A:アデニン　U:ウラシル　G:グアニン　C:シトシン

RNA（メッセンジャーRNA）

- らせんがほどけたDNAの情報を転写して伝達する

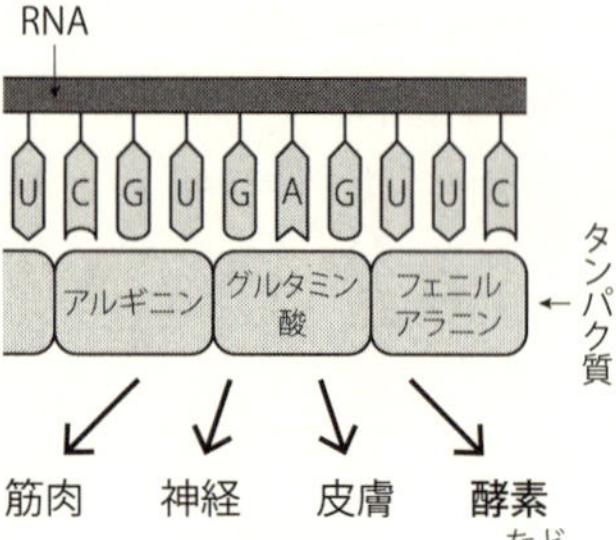

タンパク質（プロテイン）

- 多数のアミノ酸が結合したもの
- RNAの三つの塩基の組み合わせで一つのアミノ酸が決定し、連続して結合していく
- 筋肉や神経等の身体を構成したり、酵素として反応を助ける

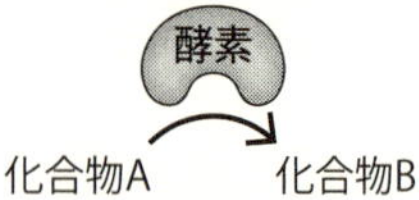

酵素

- タンパク質のうち、生物に合成され触媒として作用するもの
  触媒とは、自分は変化せず、他の物質の化学反応を助ける物質

最近、さまざまな野菜を発酵させたものを「酵素」と名づけ、健康食品として売り出しているようですが、これは生化学的な酵素の意味を必ずしも正しく捉えた言葉の使い方ではありません。つまり、酵素というのは体内におけるさまざまな生体反応を起こすための触媒的な性質を持ったタンパク質のことで、酵素がかかわった反応の結果としてできる発酵産物などを示す言葉ではないからです。

また、私たちの細胞内で機能する酵素の役割を拡大解釈して、酵素を食品からたくさん摂取すれば直ちに健康増進につながるという誤解を与えそうな宣伝もありますが、それも必ずしも正しくありません。

人間の体内で働く酵素も基本的に、私たちの体内で作られます。摂取した食品中のタンパク質は、胃や腸でアミノ酸にまで消化分解され、それが私たちの体の中の必要な組織にまで運ばれて、そこで改めて必要な酵素が作られるのです。ですから、食品中にある一部の酵素（植物由来の消化酵素など）をサプリメントなどで飲めば、食べたものの分解を助ける可能性はありますが、それがすぐに酵素として体内で働き、直ちに全身を健康にするというわけではないのです。

どんな敵にも対応できる豊富なバリエーション

次に、植物が生産する化学防御物質と薬に共通する二つめの性質、豊富な化学的多様性の大きさについて説明します。

　捕食者や病原微生物、他の競合植物に対抗する防御物質は、植物ごとに異なる物質であることが必要です。もし、すべての植物が同じ防御化学成分を作るとすると、それがどんなに生物活性の強い成分であったとしても、捕食者などはそれに対する耐性を容易に獲得してしまうでしょう。

　一つだけの化学物質に対する耐性を獲得することは、それほど難しくありませんし、ある生物で偶然に獲得した耐性メカニズムが遺伝子と共に他の生物に伝播して広まることも可能です。

　従って、より堅固な防御戦略のためには、他の植物が真似できない成分を作ることが必要です。そうすると結果的に、植物界全体で見た時の防御物質の化学的多様性は増大することになります。

　実は、薬としての開発を考えた時も、化合物の多様性は多い方が圧倒的に有利です。それは、第二章で見てきたように、薬の標的になる酵素や信号伝達に関わるタンパク質には実に様々な分子があるからです。一つのタンパク質の機能を制御する場合でも、多様な植物に由来する異なる化合物が、異なるメカニズムで取り組むことができれば、最初の方法では薬の開発がうまくいかなくても二つ目、三つ目のアプローチによって新たな薬を開発することができます。

また、ある病原菌に対する抗菌薬を開発する場合にしても、もし一つの化合物に対する耐性菌が現れても、抗菌薬としての作用点が異なるいくつもの化合物があれば、新しい作用機序（メカニズム）の抗菌薬を開発することが出来ます。

いろいろな植物種が作る化学成分の多様性の大きさは、植物自らの化学防御の点からも重要ですが、同時に植物成分を使う人間の側から見ても、新薬の開発という点から有益なことなのです。

このように、植物が発達させた、生物活性が強く、化学多様性が大きいという植物化学成分が本来的に持っている性質は、人間が新薬を開発する時に目指すべき物質の性質と一致しているのです。

敵は虫や病原菌ばかりではない

これまでに述べたような、捕食者、病原菌などの生物に由来するストレス（生物学的ストレス）の他に、生物に由来しないストレス（非生物学的ストレス）にも植物は抵抗性を持たなくてはなりません。

この非生物学的ストレスとしては、環境に由来する乾燥、高い塩濃度（すなわち土壌に含まれる塩による浸透圧変化）、温度変化（低温および高温）、強すぎる光や紫外線などが主なものです。さらに、これらの一次ストレスが引き金になって、二次的に発生する活性酸素種の酸化ストレスなどもあります。また、土壌から吸収される無機栄養（窒素、リン、硫黄、カリウムなどの必須元素）が不足する栄養飢餓も、環境に由来する非生物学的ストレスの一つです。

動かない植物は、これらの非生物学的ストレスに見舞われても逃げ出すわけにはいかないので、対抗するために様々な戦略を発達させました。

葉の形や向きを変えてストレスを避けることも

代表的な非生物学的ストレスに対する対抗戦略は、葉の形や向きなどを変える形態的、機械的なメカニズムによるものです。

例えば、サボテンは、乾燥を防ぐために葉の面積を最小限にしますし、ある種のマメ科植物（たとえば、ネムノキ）のように水分の蒸散を抑えるために、夜になると葉を閉じる植物もいます。また、植物は皆、葉の気孔から水分が過剰に蒸散しないよう、気孔の開閉を厳密に制御しています。さらに、光や紫外線の強さに応じて葉の向きを変えたり、光の強さに応じて細胞の中での葉緑体の位置を変えることもできます。根からの栄養吸収を良くするために、根の形を変えて表面積を大きくします。

このように、植物の器官や細胞、細胞内小器官の形や動きを機械的に変えて、ストレスに抵抗する植物も少なくありません。

化学成分でもストレス撃退

こうした機械的戦略とは別に、植物は化学的な戦略によっても非生物学的ストレスに対抗し、それを緩和する能力を発達させました。

例えば、乾燥や高塩濃度の環境では、それによって引き起こされる浸透圧変化（急激な塩濃度の変化）を緩和するために、植物は浸透圧調節物質を生産して対抗しています。この浸透圧調節物質としては、ベタイン、プロリン、分枝アミノ酸などのアミノ酸関連物質の他、トレハロース、マンニトールなどの糖類などが代表的です。塩濃度が高まると、浸透圧の働きで細胞内の水分が外に流れ出してしまいますが、これらの物質は細胞外の塩濃度が変化しても細胞容積を保持し、タンパク質の構造や機能を安定化する作用があります。

また、紫外線ストレスとそれによって生成する活性酸素種などの酸化ストレスを緩和する成分として、前章でふれたポリフェノール類が有効に働きます。フラボノイド（アントシアニン、フラボノール、カテキンなど）、スチルベン類（レスベラトロール）、フェニルプロパノイド（シナピン酸誘導体）などが代表的な植物由来のポリフェノール類として挙げられます。

例えば、前章でも述べましたが、実際にポリフェノールを多く蓄積するように作られたシロイヌナズナという実験植物は、活性酸素種を除去する能力が増強され、酸化や乾燥などの環境ストレスに対する耐性が強まることが、最近の研究で証明されています。

活性酸素種は植物だけでなく私たち人間の健康も害することが知られています。活性酸素種のために細胞の老化が進んだり、細胞のＤＮＡが傷つけられ、がん細胞を生み出したりします。ポリフェノールに代表される抗酸化物質は、薬や食品として摂取することによって有害な活性酸素種を除去するため、人間の健康を維持するのにも有効な物質として注目されています。

このように、動かないという生存戦略を選択した植物は、様々な環境ストレスに対抗するために植物成分を作り出しました。そして、これらの植物成分は、同時に人間の健康にも役立つのです。

栄養が足りなくなったときも植物成分が役立つ

さらに、植物にとっては大切な栄養素である窒素や硫黄、リンなどが不足する栄養飢餓ストレスに備えて、窒素や硫黄、リンを多く含む成分を作り蓄えておくという戦略も見られます。

すでに述べた外敵に対する防御物質としてのグルコシノレートやアルカロイドは、実は防御物質としてだけでなく、栄養不足に備えて硫黄や窒素という必須元素を蓄える機能も持っていると考えられています。

例えば、植物は硫黄栄養が不足すると、グルコシノレートを分解して、蓄えておいた硫黄栄養を自らの生命の維持に使う働きがあります。また、植物はリンを多く含む脂質（リン脂質）を蓄えていますが、リン欠乏時にはこのリン脂質を分解して不足するリンを補います。

その3　繁殖戦略――化学成分で相手を引き寄せる

さて、植物の生存戦略に不可欠な三つの戦略のうち、最後に紹介するのは繁殖戦略です。植物は動くことが出来ないので、後代を残す生殖活動のためには、花粉を風に飛ばして他の花に運ぶ（風媒花）か、昆虫を引き寄せて、花粉を他の花に運んで受粉を助けてもらわなければなりません（虫媒花）。

風媒花は他の生物に依存せずに受粉できる利点はありますが、非常に大量の花粉を作って飛ばさないといけません。しかし、虫媒花は上手に昆虫を引き寄せることが出来さえすれば、少ない花粉で受粉させることが可能ですので、省エネルギーで繁殖できます。

近年、春に花粉症に悩む人が増えているのは、スギなどの裸子植物のほとんどが風媒花であり、非常に多くの花粉を空中にまき散らすためです。戦後、政府がスギの植林を推進したせいもあるかもしれません。もし、スギの受粉を昆虫が媒介するように進化したなら、花粉の量も少なく、空中にまき散らすこともないので、花粉症が問題になることは無かったでしょう。

他方、虫媒花は、受粉のために昆虫を花に引き寄せるべく、特異的な色や香りを持つ成分を生産するという化学戦略を編み出しました。

昆虫から見て鮮やかな色の花はより多くの虫を引き寄せます。例えば、黄色い花弁をもつセイヨウノダイコンは、より昆虫を引き寄せやすいので、白い花の個体よりもより多くの花粉を他の花に受粉させることができます。

また、受粉の結果生じた種子や果実に鮮やかな色をつけることによって、鳥などの動物の摂食を促し、結果的に種子をいろいろなところに拡散してもらい、子孫を増やす戦略もあります。

夜、放たれる甘い香り

花の色で昆虫を寄せつける戦略は、明るい昼の時間のほうが有効でしょう。一方、暗い夜に蛾などを引き寄せて受粉してもらうためには、花の色ではなくて、特異的な香りの成分を花から揮発するようにしなければなりません。

実際に、夜に咲く花の場合、その開花に合わせて揮発性の香り成分が放たれます。これらの香り成分は、多くの人間にとっても心地良い香りです。特に、蛾を引き寄せて、受粉を促す花の香りの多くは、いわゆる「甘い香り」です。しかし、残念なことに人間によって育種された現代の花の多くは、香りのよさよりも、色や形などの視覚的な美しさや、日持ちなどの輸送上の都合などによって選抜されたものです。そのため、人工的に育種された花は、原種の花よりも特徴的な香りが少ないと言われています。

また、このような揮発性の成分が、植物が動物に食べられたり、折られたりしたときに発せられたら、どのようなことが起こるでしょう？　香りが危険を伝える信号物質となって近くに生えている他の健康な植物が防御反応を開始したり、同じ植物の中でも危機に備える特定の遺伝子が発現するなど、防御態勢を整えはじめるのです。

例えば、「ジャスモン酸メチル」という揮発性成分は、もともとはジャスミンの香りの成分として単離されましたが、摂食や傷害などの危機が発生すると防御を促す反応を伝える危機管理のための信号物質であることが確かめられています。また、揮発性の香り成分自体が、草食動物などが嫌う匂いとなり、捕食者から守る働きをしている場合もあります。

【コラム9】花粉症に処方される漢方薬

花粉症は、春先に空中に飛散した花粉中のタンパク質に接触した患者が花粉に対する免疫を獲得してしまい、その後、同じ花粉タンパク質に接触すると、くしゃみや鼻水が出たりする異常な免疫反応が原因です。

元々、免疫反応は異物から体を守る事が目的ですので、花粉タンパク質のような異物が入りますと、生体の防御反応を引き起こすために、ヒスタミンなどのケミカルメディエーター（細胞の情報伝達に関わる化学物質）が出てきます。そうすると、このケミカルメディエーターの作用によって、くしゃみ、鼻水、鼻詰まりや目のかゆみなど花粉症の様々な症状が引き起こされるのです。

生薬や漢方では、これらの花粉症の症状を和らげる作用のある薬や処方が知られています。

例えば、漢方処方の一つである小青竜湯《しょうせいりゅうとう》は、花粉症の症状緩和によく用いられます。これは、８種の生薬（半夏《ハンゲ》、麻黄《マオウ》、桂枝《ケイシ》、五味子《ゴミシ》、芍薬《シャクヤク》、細辛《サイシン》、甘草《カンゾウ》、乾姜《カンキョウ》）からなる漢方処方で、古くから主に風邪の諸症状に使われています。最近の研究によって、小青竜湯にはくしゃみ、鼻水、鼻詰まりや目のかゆみなどを抑える抗アレルギー作用や病原ウイルスの増殖を抑えて感染を防ぐ抗ウイルス作用などが認められ、花粉症の治療に用いられるようになりました。ただし、小青竜湯も誰にでも効くわけではなく、副作用や飲み合わせの問題もありますので、服用する際は必ず薬剤師や医師に相談しましょう。

■植物は何種類の成分を作るのか？

植物成分は何種類あるのか？

これまで述べてきたように、植物はその生存戦略に基づき、多様な種類の成分を作っていることがわかりました。それでは、植物はいったい何種類の成分を作ることが出来るのでしょうか？

実はこの問に答えを出すことは容易ではありません。

これを知るための最も直接的な方法は、今までに単離されて学術論文に報告されている植物成分を数え上げることです。そのようなことを約15年前にやった研究者がいて、そこでは4万9000種類（個）の成分があると報告されています。その実数をもとに、まだ調べられていない植物種に含まれる未知の成分数も推定すると、地球上の植物種全体では20万個の植物成分があると言われていました。この20万個という成分数が研究者の一応のコンセンサスになっていましたが、この数自体はかなり大雑把な推定ですので、もう少し系統的な推定が必要なようです。

地球上にある植物種の数

植物成分の総数を考える前提として、まず、地球上にはいったい何種の植物種があるかを推定するところから始めましょう。

ここでは、種子植物あるいは顕花植物という花が咲いて種子をつける植物について考えます。研究者の中には、このような種子植物の種は最大で35万〜42万種あると大きく見積もる人もいますが、少なく見積もっても22万〜26万種程度というのが専門研究者のコンセンサスのようです。

一種の植物種に含まれるメタボローム

次に、一種の植物には何種類の成分が含まれていて、そのうち何種類の成分は他の植物には含まれていないか（つまり、その植物にだけ特異的に含まれているユニークな成分の数）を推定しないといけません。この一種の生物種が作り出すすべての成分のことを「メタボローム」と言います。メタボロームというのは、一種の生物が作り出す代謝産物の総体のことです（198ページ参照）。

シロイヌナズナ（学名 *Arabidopsis thaliana*）というアブラナ科の植物は、2000年に植物で初めてゲノム配列が決定された種子植物です。ゲノムとは一つの生物が有している全DNAに蓄えられた情報であり、そこにはその生物の遺伝情報が塩基配列として刻まれています。この塩基配列をすべて明らかにする研究がゲノム配列の決定です。シロイヌナズナは、この全ゲノム配列の決定以来、植物科学研究のモデル植物として、多くの研究対象にされてきました。ゲノムが一つの生物の「全ての」DNA配列を明らかにすることに対応して、同時に「全ての」代謝産物（成分）を意味するメタボロームの研究がさかんになりました。つまり、ゲノム配列決定と同じように全ての代謝産物（成分）を明らかにしようとする研究です。

このシロイヌナズナでは、すでに知られている成分がリスト化され、AraCycというデータベースに公開されています。このAraCycというデータベースには、約3000個の成分が登録されています。また、KNApSAcKという、学術論文に記載された植物成分を集めた別のデータベースには、600〜700個のシロイヌナズナの成分が登録されています。AraCycはシロイヌナズナだけに限定した成分データベースですが、KNApSAcKはシロイヌナズナだけでなく学術論文に記載のあるほぼすべての植物の成分を記載したデータベースです。

これらはいずれも、過去の研究から明らかに存在するはずの成分であったり、文献上で知られている成分についてだけ調べたものですが、シロイヌナズナには論文に報告されていない成分もまだ多くあります。こうした未知の成分も含めると、シロイヌナズナは約5000個の成分を作ることが出来るのではと考えられています。これが一種の植物種（この場合はシロイヌナズナ）がもつすべての成分（メタボローム）の多様性の全貌です。

次は、このメタボロームを構成する全成分のうち、他の植物には含まれていない、その植物だけが有するユニークな成分の数についても調べないといけません。

KNApSAcKを作製した奈良先端科学技術大学院大学教授の金谷重彦博士は、このデータベースに登録されている化学成分と植物種について統計学的な解析をしました。その結果、このように一種の植物種だけに含まれる、種特異的な化学成分は、一種あたり平均して4・7個であると推定しました。

【コラム10】植物研究のモデルとなったシロイヌナズナ

生物学の歴史では、少数のモデル生物を材料にして、世界中の研究者が集中して研究することで、多くの重要な発見がされた例が多くあります。

例えば、細菌や動物に関する研究では大腸菌やショウジョウバエ、マウスなどが、モデル生物として有名です。植物研究においてこれらに匹敵するモデル植物が、シロイヌナズナなのです。

この植物はアブラナ科に属する一年草（越年草）ですが、実験室での室内栽培が可能で、一個の種子から、普通の草本植物では1年必要なところ約2ヶ月という短い期間で次世代の種子が多数（一個体から数百個以上）とれます。また、遺伝子組換え（遺伝子操作）も、比較的簡単に行うことができます。さらに、高等植物としてはゲノムサイズが小さく、５対の染色体しか持ちません。高等植物のゲノムサイズは3億塩基から１０００億塩基くらいの大きさまで様々ですが、シロイヌナズナのゲノムサイズはその中でも小さく約1億と見積もられていました。ちなみに人間のゲノムサイズは30億塩基です。

このように、実験的なモデル植物としての理想的な性質を備えていたので、日本の研究者も含め世界の研究者が共同して、２０００年の年末に全染色体ゲノムの塩基配列が決定されました。それによると、ゲノムの総塩基数は１・３億塩基で、遺伝子の総数は約2万５５００個であるとされました。

生物を解明するためには、ゲノム中の遺伝子一つ一つが、どのような機能を持っているのかを決めないといけません。ゲノム配列の決定は、ようやくこの全遺伝子機能解明のためのスタート地点についたということを意味します。

シロイヌナズナについては、ゲノム配列が決定される以前にも数十年の研究の歴史がありましたが、その当時は全遺伝子の10％未満についてしか実験が行われていませんでした。また、シロイヌナズナと他の生物の遺伝子配列との相同性（異なる生物に存在する遺伝子でも塩基配列が似ることで、共通の祖先に由来し同じような機能を持っている場合が多い）を比較してみると、どのような遺伝子機能を持っているかを大雑把に予想できる場合もありました。しかし、約1万個の遺伝子については、従来の方法では大雑把な機能の予測すら出来ない状況でした。

そこで、2000年にシロイヌナズナのゲノム配列が決定されると、直ちに世界中の研究者が協力して、情報や研究材料を共有し合い、遺伝子機能を決定する研究が始まりました。その結果、その後10～15年で、多くの新しい遺伝子の機能が解明されました。このシロイヌナズナのゲノム配列決定や、その後の遺伝子機能決定には日本人研究者の貢献が大きく、国際的にも高く評価されています。

シロイヌナズナをモデル植物として、ゲノム解明の国際的研究協力が進んだ理由の一つに、シロイヌナズナが商業的価値のない植物だった点が挙げられます。各国研究者や研究費を出す各国政府は、もっぱら基礎研究としてシロイヌナズナのゲノム研究を推進し、実験データや研究材料の無償共有が可能であったことが、研究進展の大きな要因になりました。

逆に、重要な作物や商業価値のある植物の場合は、重要な遺伝子配列情報も秘匿されたり、特許で利用が制限される場合があります。また、種子などの研究材料の提供も有償であったり、提供者との事前の契約が必要など、様々な制限があります。

地球上の植物成分の数

一種の植物種だけに含まれる特異的な成分は、平均して4・7個であることと、先ほどの植物種の総数が22万〜26万種であることを合わせて考えると、地球上の植物種全体に含まれる成分の総数は4・7個×22万種＝約100万個ということになります。

ということは、地球上の植物成分の総数は少なく見積もっても20万個、実際は100万個強になると考えられているのです。そして、その膨大な数の成分の中に、私たちの健康に役立つ薬の元になる物質があるのです。

しかし、この全植物成分のうち、実際にはどのくらいの植物成分について、薬となりうる生物活性が調べられているのでしょうか？

先ほど紹介したデータベースKNApSAcKには、2万2000種の植物からの5万1000個の化学成分に関する情報が集められています。また、米国の国立がん研究所では、植物成分の抗がん作用を広範にスクリーニングするプロジェクトが進められ、3万5000から6万の植物エキス（植物から抽出した多くの化学成分の混合物）の抗がん活性が調べられました。植物エキスは、葉や根など異なる組織から別々にエキスが作製できるので、一種の植物種から複数のエキスが作られます。従って、植物エキスの種類よりも、実際の植物種の数は少なくなります。先に述べたように、この植物エキスについて抗がん活性をスクリーニングした中から、タキソールなど現在もがん治療に使われている抗がん薬がいくつか見つかったことは、前章でふれたとおりです。

このように、地球上の植物種の数が22万〜26万種あるなかで、それぞれの植物が作る化学成分の生物活性が一部でも調べられている植物種は、全体の10%に過ぎません。まだ調べられていない残りの90%の植物種にも、まだまだ新しい化学成分がたくさんあり、今後の医薬などへの有効利用の期待は非常に大きいのです。

第四章　植物はどのように薬になる物質を作るのか？

前章までで、植物から得られる化学成分が、どのように薬として使われているかについて具体的な例を挙げてお話ししました。同時に、なぜ植物は薬になるような特異的で強い生物活性をもつ化学成分を作るのかについても理解していただけたと思います。

この章では植物はどのようにして、このような面白い物質を作るのかについて説明したいと思います。

植物は実に巧みな方法によって多様な化学物質をたくさん作っています。植物は、自然を汚さず自然と共存した、あたかも精密化学工場と言える存在なのです。

■植物は自然を汚さない精密化学工場

個人的な経験から

筆者は薬学部を卒業しましたが、卒業論文研究では有機化学をテーマに、フラスコの中で新しい有機化合物を人工的に作る研究を行いました。しかし、紙の上の化学反応式では簡単に書ける合成反応が、実際にはなかなかうまくいきません。筆者も実験は初心者でしたし、そもそも植物などの生物が酵素を使って巧みに行っている反応も、人工的にフラスコの中でやろうとすると上手に制御できないのです。わずか1年未満の研究ではありましたが、卒業実験では四苦八苦しました。

大学院では他の研究室に移り、生化学的な研究を始めました。大腸菌や酵母などの微生物や植物から取り出した脂肪酸合成酵素を使って、脂肪酸を作るメカニズムを研究しました。

酵素と脂肪酸の前駆体（脂肪酸になる前の簡単な物質）を特定の液体に溶かし、試験管に入れて30分もおきますと脂肪酸ができます。その試験管の中では、前駆体が脂肪酸になるまで実に約50段階もの化学反応を、脂肪酸合成酵素が見事に行っているのです。卒論研究の時に一つの化学反応すら人工的にやろうとするとうまく出来なかった経験から考えると、この素晴らしい生物由来の酵素の力に圧倒され、衝撃的な思いをしました。

その時の衝撃から、筆者は「生物はいかに上手に複雑な化合物をつくるのか？　なぜ、生物はこのように多様な構造の化合物を作るのか？」という根源的な問題に取り憑かれてしまいました。

地球を汚さない緑の精密化学工場

筆者はその後、紆余曲折を経ながらも最初の問題を引きずり、植物のなかで化学成分がどのように作られるかという、植物成分の「生合成」の研究に携わるようになりました。

それ以降いままで、植物が有する生合成の偉大な力を知るたびに圧倒され続けています。

ここで生合成と似た言葉である「光合成」についても一言触れておきます。植物は、空気中の二酸化炭素と根から吸収した無機塩類（窒素塩、硫酸塩、リン酸塩、金属塩など、いわゆるミネラル）だけを材料に、無尽蔵とも言える太陽の光エネルギーを使って、自由自在に複雑な有機化合物を作っています。つまり、光エネルギーを使って物質を作る、これが「光合成」です。

先ほどの「生合成」に戻りますと、これは化学の力で人工的に物質を作る「化学合成」に対して、「生物が物質を作る」ことです。元々は、植物や微生物に自然に備わっている能力で物質を作ることを「生合成」と呼びましたが、最近ではもっと積極的に、生物を使って人工的に様々な物質を作ることも「生合成」または「生物合成」と言います。筆者が大学院のときに実験した酵素を使った脂肪酸の合成も生合成というわけです。

動かないという生存戦略を選択した植物は、地球を全く汚すことなく、多様で複雑な構造と強い生物活性をもつ植物成分を作ります。その様子はあたかも自然と共存した緑の精密化学工場のようです。このような植物成分を工場や実験室で人工的に作ろうとしますと、多くの溶媒や化学薬品、触媒などを使って、時には高温、高圧の条件下で、たくさんのエネルギーを投入しなくてはなりません。

それでは、この巧みな生合成はどのような仕組みと設計図で行われているのでしょうか？

実は、この植物が有している精密化学工場の仕組みと設計図は、植物を含む生物が、その30億年の進化の歴史の中で獲得してきたゲノム（DNAに刻まれたすべての遺伝情報）の中に潜んでいるのです。

それでは、この植物ゲノムに潜む精緻な生合成の設計図について語る前に、植物がどのようにして、多様な化学構造をもつ物質を作るのか、植物における物質の合成や変換、すなわち「代謝」について説明しましょう。

■一次代謝と二次代謝（特異的代謝）

一次代謝はどの生物種にも共通している

「代謝」という言葉を聞くと生活習慣病のメタボリックシンドローム（メタボ：代謝症候群）を思い浮かべる人がいるかも知れません。メタボリックシンドロームは私たちの体内の代謝バランスが乱れ、内臓肥満や高血糖、高血圧、脂質異常などの症状が現れる病態ですが、ここでお話しする植物での代謝はもう少し違った意味を持ちます。

第三章で、植物は光エネルギーを使って、空気中の二酸化炭素と土壌から根によって吸い上げられる無機塩類から、アミノ酸や糖などの有機化合物を作る、「同化代謝」という機能を発達させたことをお話ししました。このように光エネルギーを使った同化代謝が光合成です。

この同化代謝は、物質にどのような変化が起こっているのかという観点から見ると、おおむね単純な化合物から、より複雑な化合物へという方向になっています。そして、太陽からの光エネルギーが、同化代謝（光合成）によって作られた有機化合物（糖やデンプン、アミノ酸など）のなかに、化学結合エネルギーとして変換され、蓄積されているのです。

一方、生物の側から見ると、代謝経路は、どの生物種にもほぼ共通して存在する「一次代謝経路」と、ある生物種やその仲間にだけ存在する特異的な「二次代謝経路」に分類することができます。一次代謝経路で作られる一次代謝成分は生物が最低限〝生きるための成分〟であるのに対して、二次代謝経路で作られる二次代謝成分は〝よりよく生きるための成分〟です。

代謝経路というのは、細胞の活動に必要な化合物がどのように変化していくかを示す、いわば地下鉄の路線図のようなものです。この場合、それぞれの化合物が路線図の駅にあたり、駅（化合物）と駅（化合物）を結ぶ路線が代謝反応です。

代謝反応は、通常は化合物を単に混ぜただけでは起こらず、反応ごとに決まった「酵素」というタンパク質で作られた触媒の力を借りて初めて反応が起こります。従って、この酵素タンパク質は、駅（化合物）と駅（化合物）を結ぶ線の数だけあります。この酵素タンパク質の設計図は、生物が持つ遺伝子の総体であるゲノムに塩基配列として書き込まれているのです。

つまり、どの生物種にも共通している一次代謝では、触媒となる酵素タンパク質とその遺伝子は生物間で共通しており、一方、生物ごとに異なる二次代謝では、その経路に関わる酵素タンパク質とその遺伝子も特異的に存在することになります。

【コラム11】地球上で一番多いタンパク質は「ルビスコ」

私たちの住む地球上で最も大量に存在するタンパク質は何でしょうか？

答えは、植物の光合成に関わる重要な酵素タンパク質「ルビスコ」（Rubisco　リブロース-1,5-ビスリン酸カルボキシラーゼ／オキシゲナーゼ）です。ルビスコは、植物の葉緑体という細胞内小器官の中にあり、1分子の二酸化炭素を1分子の炭素5個の代謝産物に取り込み、その結果2分子の炭素3個の代謝産物を作る反応を触媒します。つまり、ルビスコは1回の反応ごとに1分子の空気中の二酸化炭素を、最終的にブドウ糖などに至る有機化合物に固定できるのです。これは、植物が行う光合成作用の入り口にあたり、ルビスコは地球温暖化の原因となっている二酸化炭素を減らし、有用な糖類に変えるという役割を担う重要な酵素タンパク質なのです。

しかし、この触媒としてのルビスコの働きはあまり効率が良くないため、植物は大量に作ることで効率の悪さを補わなければなりません。そのため、植物は大量のルビスコを蓄えています。例えば、新鮮なホウレンソウ100g（約3株分）には1gものルビスコが含まれていると言われています。目にも見えない小さな酵素が一握りのホウレンソウにこれだけの量含まれているのですから、あらゆる植物の葉緑体すべてにルビスコが含まれるとなると、結果的に地球上で一番多いタンパク質ということになります。それは、私たち地球上の生命にとって如何に光合成が重要であり、生命の存続が植物の光合成機能に依存しているかも暗示しています。

ルビスコを改良して現在よりも二酸化炭素を固定化する効率を高めることができれば、化石燃料の消費のために大量に排出された二酸化炭素によって引き起こされる地球温暖化を食い止め、植物からの食料やバイオエネルギーの増産なども可能になるのではないかと期待されています。

最低限生きるための一次代謝産物

一次代謝経路は、どの生物にもほぼ共通な代謝経路と言いましたが、大腸菌から植物や人間まで幅広く共通な経路と、植物には共通して存在するものの人間や大腸菌には存在しない経路もあります。このような植物だけに共通する経路も、一次代謝経路に分類されます。

広く微生物から動物、植物まで生物一般に共通な一次代謝経路としては、糖や脂質、タンパク質、核酸などをより単純な化合物に分解すると同時にエネルギーを取り出す経路（異化代謝）があります。また、逆に単純な化合物から、エネルギーを与えながら、生体に共通的に存在する複雑な分子（タンパク質や核酸、脂質、糖質など）を合成する経路（同化代謝）もあります。この一次代謝経路に関わる化合物は一次代謝産物と呼ばれ、成長や生殖といった生物の基本的な細胞活動に必須の物質です。

しかし、一次代謝産物は人間も含め、どの生物も持っている化合物なので、二次代謝産物に比べて薬として利用されるケースは多くありません。

よりよく生きるための二次（特異的）代謝産物

一次代謝経路がさまざまな生物や植物に共通な経路であるのに対して、二次代謝経路は、植物やある生物種（カビや細菌類の一種）に特異的に存在する経路です。この二次代謝経路に関わる化合物は二次代謝産物と呼ばれます。植物の二次代謝産物は、第二章で紹介したアルカロイド、フラボノイド、タンニン、テルペノイドなどが代表的で、いずれも薬の元になることが多い化合物群です。

この二次代謝産物は、一次代謝産物とは異なり、基本的な細胞活動に必須ではありません。二次代謝経路は、ある生物種にだけ存在するので、この経路がない生物もいますし、二次代謝経路がなくなっても直ちに生命活動に支障を来すわけではありません。

従って、かつて二次代謝産物の意義がはっきりしていなかった時代（1970年代以前）には、二次代謝経路は、一次代謝経路からあふれ出た代謝産物を蓄えておくための経路であり、生物にとってはそれほど重要ではないと考えられていました。筆者が大学生の時にはそのように説明されていました。こうした理由と歴史的な経緯もあり、生物にとって一次的に重要な経路ということで「一次代謝経路」、一次代謝経路から派生し必ずしも生存に必須ではないという意味で「二次代謝経路」というように呼ばれていたのです。

しかし、現在は二次代謝経路に対してのそのような副次的な見方は見直されています。二次代謝経路は、植物が〝よりよく生きるため〟に長い進化の過程で発達させた重要な機能なのです。

二次（特異的）代謝は何のためにある？

前章でも述べたように、植物の二次代謝産物は、「動かない」という生存戦略をとった植物が、外敵に対する化学防御や繁殖戦略のために進化のなかで発達させた、極めて重要な役割を担っています。

言ってみれば、植物は二次代謝経路を巧妙に作り出したことによって、今まで繁栄してきたのです。そして、私たち人間はその恩恵を受けているともいえます。今日、私たちが

「植物成分（ファイトケミカル）」と呼び、薬やサプリメントなどに用いている物質は、主にこの二次代謝産物に他なりません。最近では、一次代謝に比べて重要性が低いという誤解を与えやすい「二次」代謝という呼び方ではなくて、特定の生物種に特異的に存在し、生合成経路も特異的であるというその性質から「特異（的）」代謝という呼び方に変えようという動きがあります。

他方、かつて言われていたように、「二次代謝産物には一次代謝経路からあふれ出た代謝産物を蓄えておくという役割はないのか？」という点には、まだ議論があります。

例えば、ワサビなどのアブラナ科植物に含まれるグルコシノレートという二次代謝産物は、昆虫などの捕食者から植物が身を守る防御物質としての役割があります。一方グルコシノレートは、植物にとって欠かせない栄養分である硫黄原子を分子内に多く持っています。そのため、植物に硫黄が欠乏した時には、グルコシノレートの一部を分解して硫黄を放出し、それを一次代謝産物の合成に利用しています。この時、グルコシノレートには、「不足に備えて硫黄を蓄積しておく」という役割もあるのです。

タバコの二次代謝産物であるニコチンも、グルコシノレートと同じく化学防御物質として昆虫などの捕食者を寄せつけない作用があります。ニコチン分子には、やはり植物に欠かせない栄養分の窒素が含まれますが、この窒素は一次代謝産物を作る際に直接には用いられません。グルコシノレートの場合とは異なり、ニコチンには植物体内で窒素を蓄積しておくという役割はなさそうです。

ただし、タバコの葉が落ちて腐敗しその中の成分が分解されれば、ニコチン中の窒素も無機窒素となって地中に戻り、再び根から吸収されて再利用されるので、間接的には窒素栄養の補給に役立っていると言えます。

このように、二次代謝産物の一義的な意義は、生体防御や繁殖のための特異的成分としての機能が主なものです。かつて唱えられた一次代謝経路からの溢れ出た物質の処理と蓄積という機能があったとしても、それはおそらく付加的な機能と考えられています。

■植物の二次代謝経路から作られる成分とは

共通の前駆体で分類される

１８０４年頃にケシからモルヒネが単離されて以来、多くの化学研究者や薬学研究者によって、植物から様々な二次代謝産物が単離され、その化学構造が次々と決定されてきました。そして、決定された化学構造の数がある程度揃うとその化合物の構造を見比べてみることができるようになりました。すると、多くの化合物に共通する一定の化学構造があることが見えてきました。しかもその共通する化学構造は、それぞれの化合物を作る元となる前駆体の構造に由来していたのです。前駆体とは、最終的な化合物になる以前の初期段階の物質です。

二次代謝産物は、非常に膨大で複雑な化学構造を持っているように見えて、実は、ある程度限られた数の共通する前駆体構造に由来していることが明らかになりました。つまり、ある生合成経路に共通な前駆体の化学構造が、植物の中に蓄えられる二次代謝産物の構造の中に含まれていたのです。従って、植物成分の構造を見れば、その物質がどのような生合成経路で作られたかを類推できるようになりました。

こうした共通の化学構造は、どういう炭素のつながり方をしているか（炭素骨格）で分類されます。つまり、前駆体の構造にある炭素骨格が共通していれば、同じ経路で作られた植物成分であることがわかるのです。例えば、次節で述べるシキミ酸経路で作られる成分は、いずれもベンゼン環に炭素が3個ついた構造を持っていることがわかります。

さらに、これらの共通する前駆体から生合成される時の化学反応と、その反応を司る酵素の性質も異なる生物間で似通っていることが最近の研究で解明されました。

今では、植物の二次代謝産物には膨大な種類がありますが、それを生合成する二次代謝経路は、たった数個に分類できることが分かっています。次の節では、植物の二次代謝経路にはどのようなものがあるのか見ていくことにしましょう。

主な二次代謝経路は五つ

まずは、図を参照してください。この図の上部にあたる一次代謝経路は光合成などにより、植物が比較的単純な構造の前駆体〈図では、アセチル-CoA〈酢酸〉、シキミ酸、イソペンテニルピロリン酸、アミノ酸〉を作り出し、そこからそれぞれの植物に特有の二次代謝経路を作りだすことを表しています。二次代謝経路は、①ポリケチド経路、②シキミ酸経路、③イソプレノイド経路、④アミノ酸経路の四つの経路と、それらが複数合わさった⑤複合経路の五つに分類できます。

①ポリケチド経路——便秘に効く大黄やアロエの成分はこの経路から

ポリケチド経路は活性化された酢酸（アセチル-CoA）とマロン酸（酢酸から生成する化合物）を前駆体とするので、酢酸-マロン酸経路とも呼ばれます。実際はアセチル-CoAという酢酸の誘導体と、マロニル-CoAという分子が縮合（二つの分子から水や二酸化炭素といった単純な分子が離れると同時に2分子が結合し新たに化合物が生成されること）する反応を繰り返してさまざまな化合物が生成するのです。その結果、炭素原子が2個ずつつながった構造の分子ができます。

生合成されたばかりの分子は非常に不安定で、その分子が安定した形になろうとする時に様々な構造の物質ができます。それが、結果的に二次代謝産物の多様な構造を生み出しています。

ポリケチド経路で作られる薬の元になる成分としては、よく便秘薬に含まれているエモ

膨大な数の代謝産物がたった五つの経路で作られる

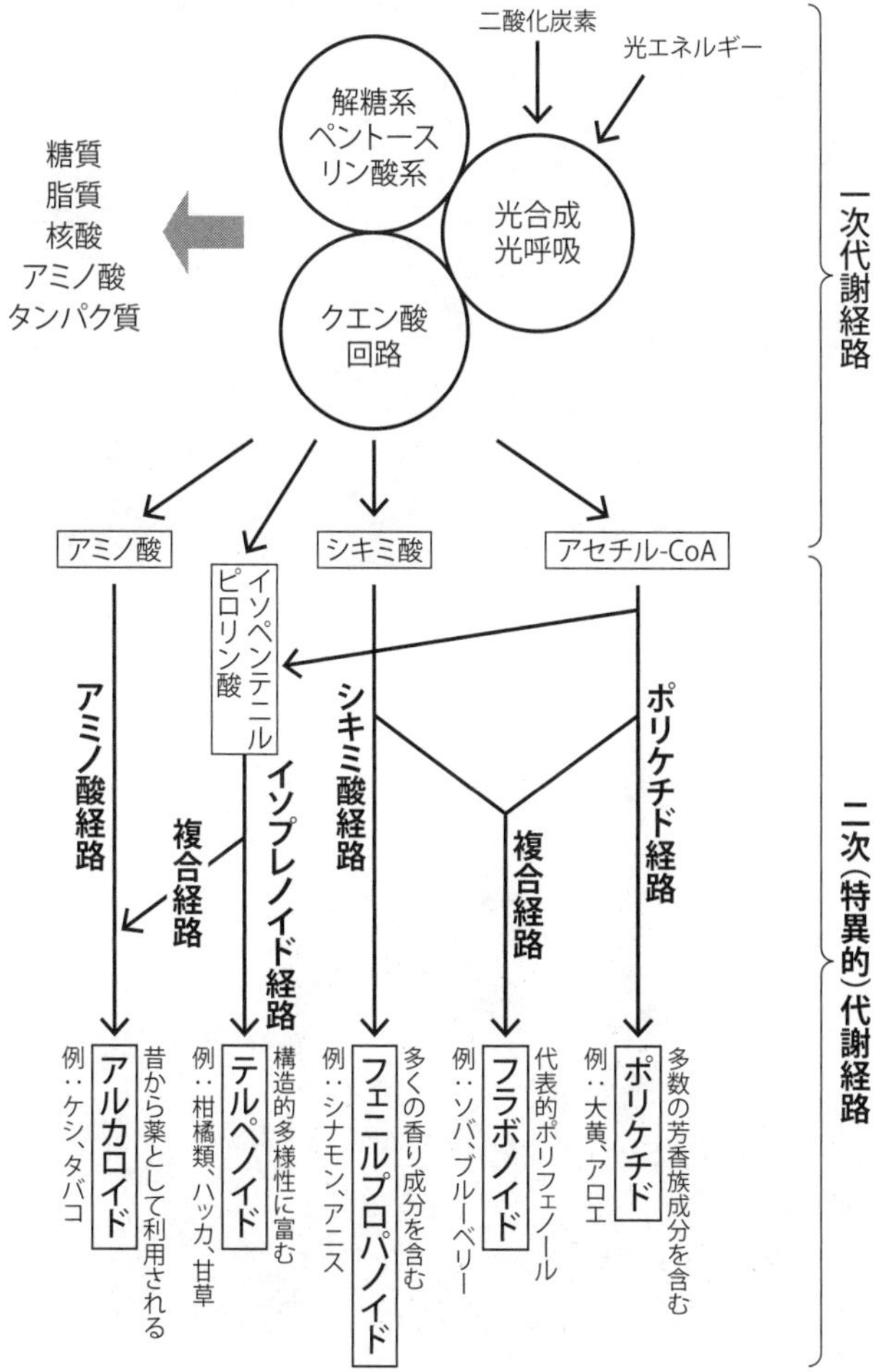

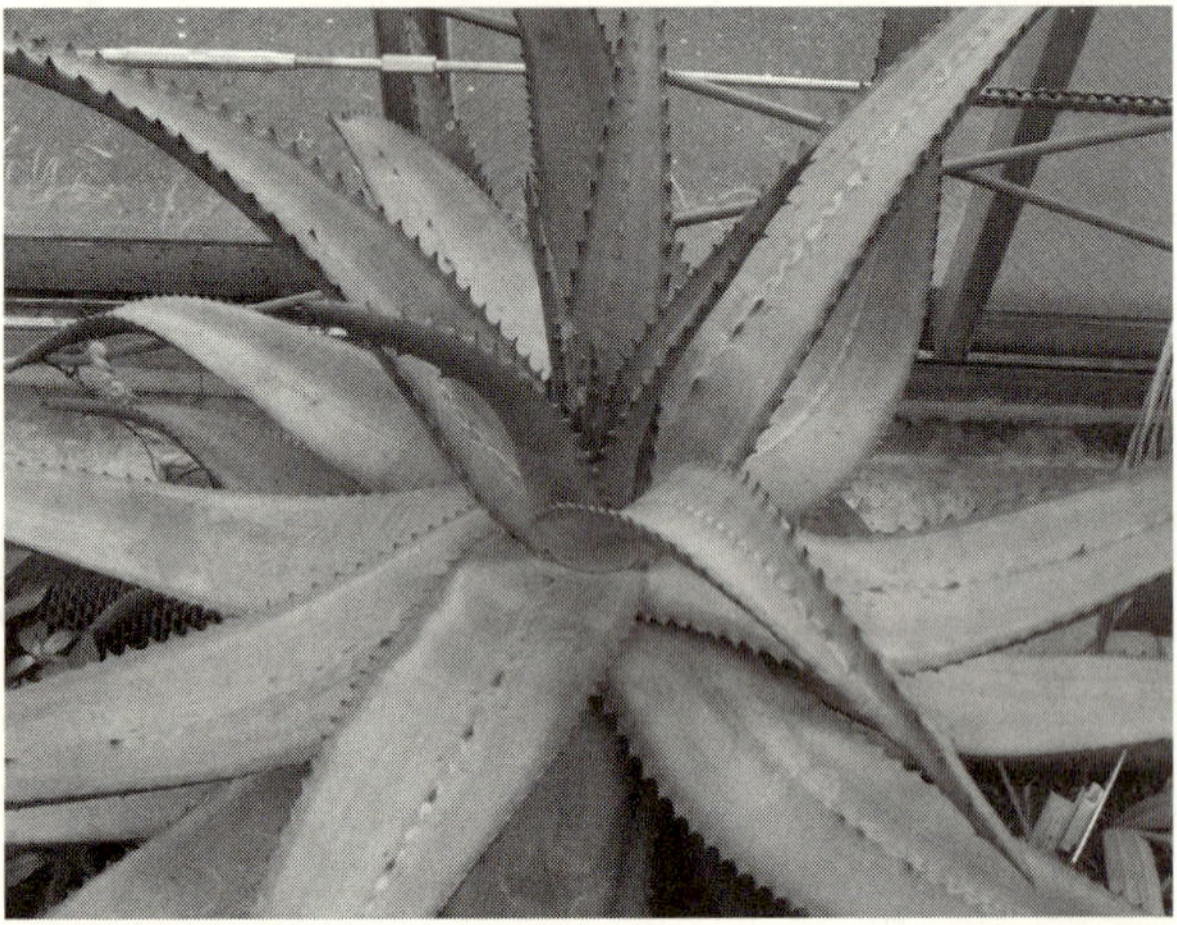

ケープアロエ

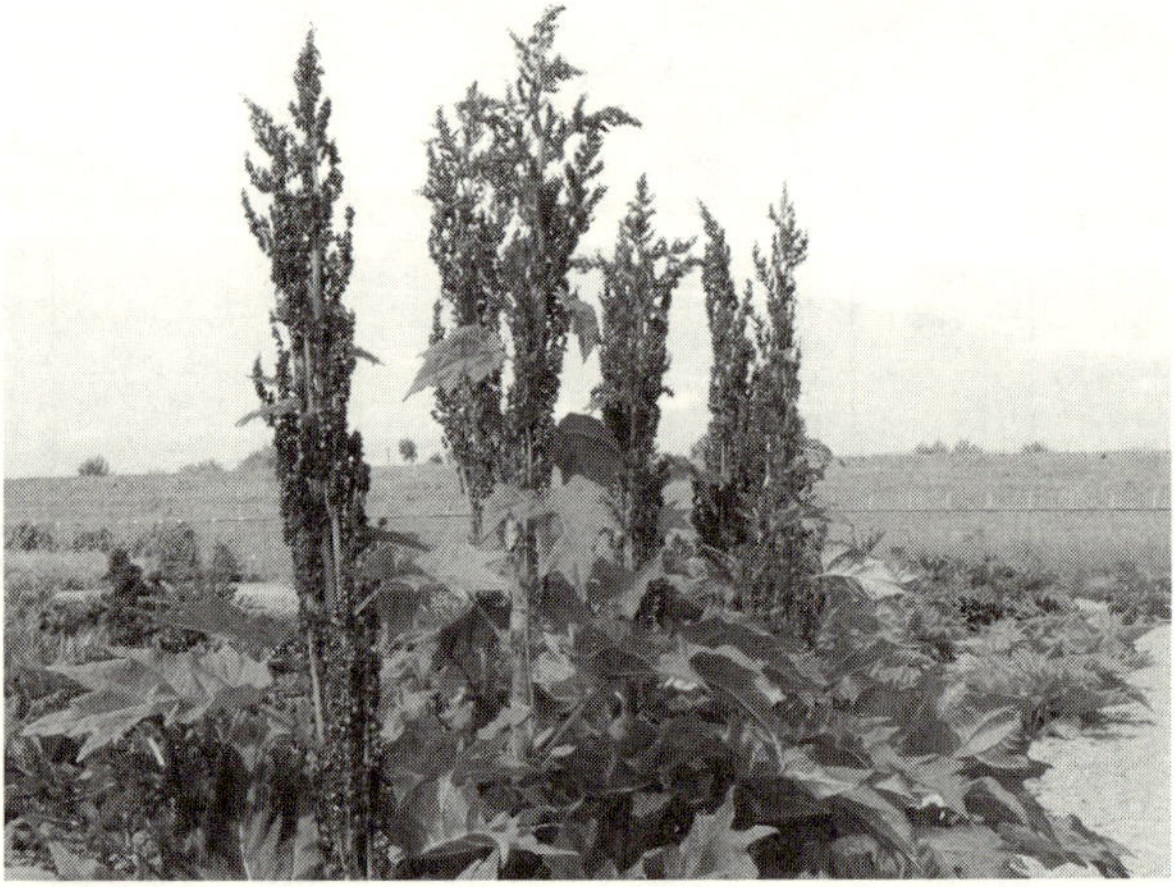

ダイオウ　　（写真：共に須藤浩）

よく便秘薬に含まれるポリケチド

C:炭素　H:水素　O:酸素

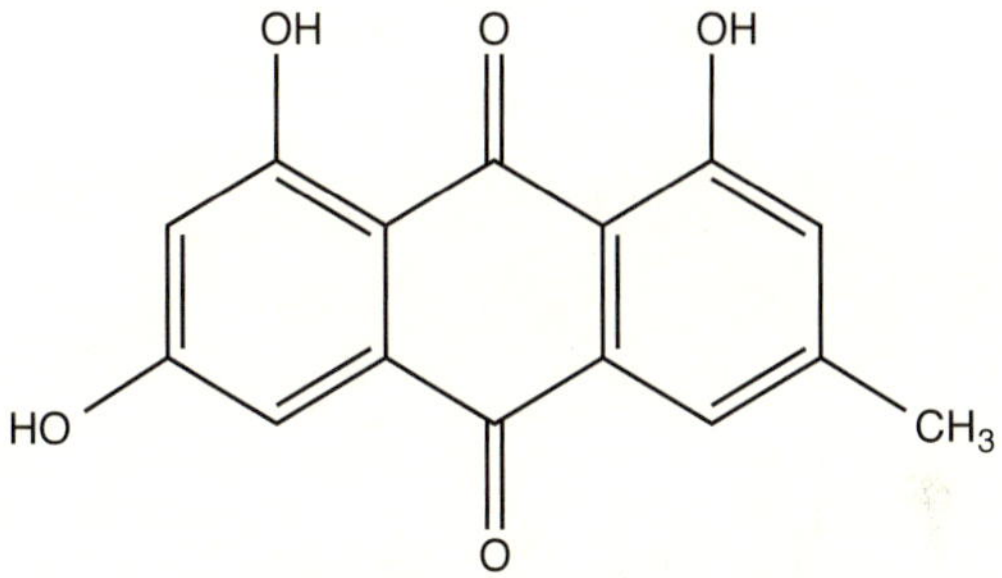

エモジン

- よく便秘薬に含まれる代表的なポリケチド
- ポリケチド経路で出来るアントラキノン類に属する

ジンやセンノシドという成分があります。これらはポリケチド経路で生合成されるアントラキノン類という化合物群に属します。アントラキノン類とその類縁体（性質は似ているものの、原子の組成が違う物質）は、生薬の大黄《ダイオウ》、決明子《ケツメイシ》（エビスグサの種子）、アロエなどに含まれる代表的な成分です。

②シキミ酸経路——スパイスや心地よい香りの芳香成分を作る

植物には、ベンゼン環（炭素6個が繋がって正六角形をした構造）に炭素3個が直列につながったC6–C3化合物またはフェニルプロパノイドと呼ばれる化合物群があります。このフェニルプロパノイド化合物は、C6–C3構造を

フェニルプロパノイドの代表例

C:炭素　H:水素　O:酸素

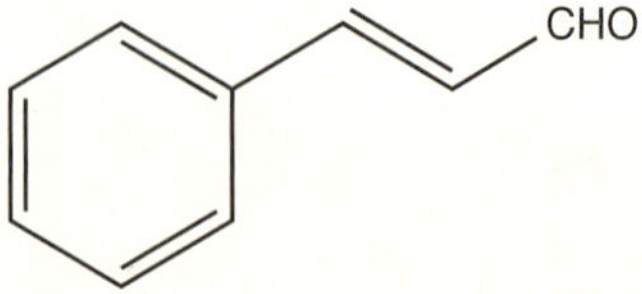

ケイヒアルデヒド

- クスノキ科の植物シナモンやニッケイの芳香性成分
- シナモンパウダーや生薬の桂皮に含まれる

有するアミノ酸のフェニルアラニンやチロシンなどからできます。これらアミノ酸の生合成における重要な中間体がシキミ酸なので、この生合成経路をシキミ酸経路と言います。

フェニルプロパノイドに属する植物成分としては、シナモンパウダーや生薬桂皮《ケイヒ》の元になるクスノキ科植物シナモンやニッケイの芳香性成分であるケイヒアルデヒドやケイヒアルコール、スパイスとしても使われるクローブ（丁字《チョウジ》、丁《チョウ》香《コウ》）の芳香性成分オイゲノール、茴香《ウイキョウ》（口絵参照）やアニス、スターアニス（大茴香《ダイウイキョウ》）の芳香性成分アネトール、サクラの香り成分であるクマリン、第二章で説明したコーヒーのポリフェノール成分であるコーヒー酸などが代表的です。

また、フェニルプロパノイドのC6–C3構造から炭素原子が二つなくなったC6–C1構造を有する成分もシキミ酸経路で作られます。これには、バニラの香りの主成分であるバニリンや前に述べたサリチル酸が含まれ、いずれもこのシキミ酸経路で生合成されると考えられています。

抗がん薬であるポドフィロトキシンやゴマの成分であるセサミンなどのリグナン類は、フェニルプロパノイドが二量化（二つの同種の分子が結合すること）してできた化合物です。

さらに、木本植物（いわゆる樹、樹木。草本植物は草のこと）に多くあるリグニンという化合物は、フェニルプロパノイドが重合して高分子化し、多量体を形成して木本植物の材部の強化に寄与している物質です。

③イソプレノイド経路——柑橘類やハッカ、樟脳、甘草、ジギタリスなどの多様な植物成分を生み出す

炭素5個が枝分かれした構造のイソプレンという化合物ユニットが連なることにより生合成される化合物群は、イソプレノイドまたはテルペノイドと分類されます。

この経路でできる植物成分は炭素5個ずつの単位で組み立てられ、非常に多様な構造を生み出します。植物成分を生合成という視点で分類したときに、イソプレノイド経路でできる成分が最も構造的多様性に富んでいて、最も多くの成分を作りだしています。

炭素が10（5×2）個のイソプレノイドはモノテルペンと呼ばれ、レモンやミカンなどの柑橘類に含まれるリモネン、ハッカに含まれるメントール、クスノキに含まれるカンフ

イソプレノイド経路で作られるテルペノイドの代表例

C:炭素　H:水素

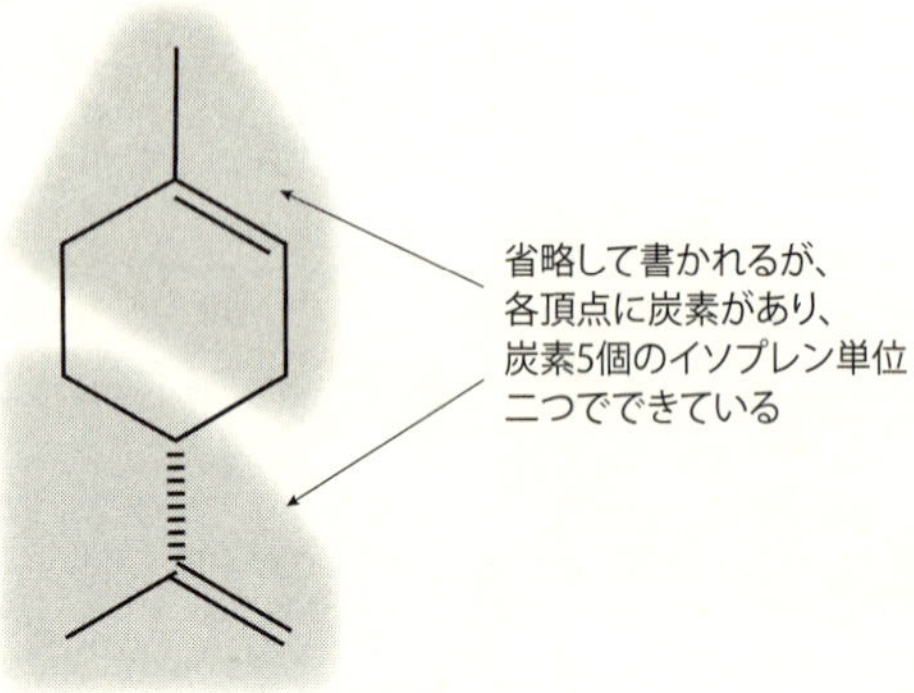

リモネン

- 二つのイソプレン単位からなるモノテルペンの代表例
- 柑橘類に含まれる芳香性の成分

アー（樟脳《ショウノウ》）などが有名です。いずれの成分も、これらの植物から得られる精油中に含まれ、芳香性があり、広く薬としても用いられます。

もう一つイソプレン単位が増えた炭素15個のイソプレノイドは、セスキテルペンと言います。セスキとはラテン語で「２分の３（１・５倍）」という意味の接頭語で、ここではモノテルペンの１・５倍という意味です。アルテミシニンというキク科ヨモギ属の植物クソニンジンから得られるセスキテルペンは、従来の抗マラリア薬に耐性となってしまった病原体のマラリア原虫に有効な抗マラリア薬として用いられています。この業績に対して２０１５年のノーベル生理学・医学賞が与えられました（コラム12参照）。

次に、炭素20個からなるジテルペンには第二章で述べた抗がん薬パクリタキセル（タキソール）が含まれます。また、イチョウ葉エキスは、ドイツなどヨーロッパでは脳血流を亢進し脳機能を改善するとして、医薬品やいわゆる健康食品として利用されており、日本でもサプリメントとして販売されています。このイチョウ葉エキスには、抗酸化作用のあるフラボノイドの他、ギンコライドというジテルペンも含まれています。このイチョウのギンコライドには抗炎症、抗アレルギー、抗酸化、神経保護作用などがあることが知られています。

炭素30個からなる化合物には、トリテルペンとステロイドが属します。トリテルペンには植物サポニンとしても知られる薬用成分が多く、甘草《カンゾウ》のグリチルリチンやオタネニンジン（薬用人参、朝鮮人参とも呼ばれます）のジンセノシド（ニンジンサポニン）が有名です。

また、ステロイドはトリテルペンと似た構造を有しますが、やや異なった生合成機構により作られます。ジギタリス（口絵参照）の葉に含まれるジギトキシンは、強力な心収縮力増強作用のある強心配糖体として知られています。この他、ジャガイモの芽や緑の皮に含まれる毒性のあるソラニンなどのステロイドアルカロイドがこのグループの植物成分として代表的です。

【コラム12】アルテミシニンの発見でノーベル賞受賞

２０１５年のノーベル生理学・医学賞は、日本人の大村智博士と米国のウィリアム・キャンベル博士による微生物からの新しい抗寄生虫薬の発見と、中国の屠呦呦（Tu Youyou）博士による植物からの新しい抗マラリア薬の発見に与えられました。この年のノーベル賞は大村智博士とともに梶田隆章博士が物理学賞を受賞し日本中が喜びに包まれました。

この屠呦呦博士が発見した抗マラリア薬とはアルテミシニンのことです。屠博士は中国の古い生薬学の文献をたよりにクソニンジン（学名 *Artemisia annua*、中国名青蒿《セイコウ》）という植物からアルテミシニンを発見し、マラリアの特効薬として開発したのです。これは、伝承的な生薬から多くの人々の命を助ける薬を開発できた大きな成功例です。

この屠博士のアルテミシニンの発見は植物成分が薬となりノーベル賞に輝いた最近の例ですが、植物成分の研究にノーベル賞が与えられた例は過去に多くあります。関連の深いものだけでも、ノーベル化学賞では１９１５年のリヒャルト・ヴィルシュテッター（ドイツ）による植物色素クロロフィルの研究、１９４７年のロバート・ロビンソン（イギリス）によるアルカロイド研究、１９６１年のメルヴィン・カルヴィン

（米国）による植物の光合成研究、ノーベル生理学・医学賞では１９８３年のバーバラ・マクリントック（米国）による可動遺伝因子の発見が挙げられます。珍しい受賞では、１９７０年のノーベル平和賞がノーマン・ボーローグ（米国）に与えられましたが、これは小麦などの高収量品種を開発して穀物の増産を可能にし、世界の食糧不足を救ったいわゆる「緑の革命」に対してでした。

２０１６年のノーベル生理学・医学賞は、日本人の大隅良典博士が単独受賞しました。これは細胞の自食作用（オートファジー）の分子機構の発見に対して与えられたものでした。オートファジーは、細胞が栄養飢餓などに適応して自らのタンパク質分解を行うリサイクリング機能です。大隅博士は酵母を用いた研究から世界をリードする成果を上げましたが、オートファジーはアルツハイマー病やパーキンソン病など人間の病気や、植物の生長や病原菌防御にも関連しています。大隅博士は長く植物学系の研究室でオートファジーや液胞の基礎研究を進められた方です。

④アミノ酸経路――モルヒネ、ニコチンなどアルカロイドを生成

すでに本書でも何度か述べたアルカロイドのほとんどはアミノ酸を前駆体として生合成されます。アミノ酸は窒素原子をもつアミノ基とカルボン酸基を共に含む分子で、ここに含まれる窒素原子が、最終的に生成したアルカロイドの窒素原子として取り込まれま

アミノ酸経路で作られる植物成分の代表例

C:炭素　H:水素　O:酸素　N:窒素　S:硫黄

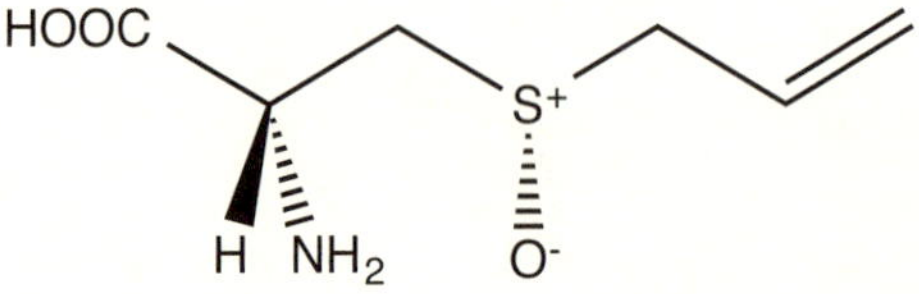

アリイン

- ニンニク、タマネギの薬用成分
- 硫黄原子を含む
- 特異的な刺激臭や催涙成分の元

す。アルカロイドの名前の由来であるアルカリ性（塩基性）を示す原因になります。

　すでにお話ししたケシのモルヒネや、胃腸薬に使われるベルベリン（ミカン科の植物キハダやキンポウゲ科のオウレンに含まれます、１０３ページ参照）などは、２分子のアミノ酸チロシンを前駆体として生合成されます。

　やはりアミノ酸の一種であるオルニチンを前駆体として生合成されるアルカロイドとしては、タバコのニコチンが挙げられます。その他に、ハシリドコロ、ベラドンナ、チョウセンアサガオ（ダツラ）、ヒヨスなどのナス科植物に含まれる鎮痛薬、鎮痙薬として用いられるアトロピンなどのアルカロイドなども、オルニチンを前駆体として生合成されます。

　オルニチンよりも炭素が一つ多い脂肪族アミノ酸であるリジンからは、マメ科クララ（学名

Sophora flavescens、生薬名苦参《クジン》という植物に含まれるマトリンなどのキノリチジンアルカロイドが生成します。これは苦味《くみ》健胃薬の成分として使われます。

アブラナ科植物の辛味成分であるグルコシノレート（103ページ参照）や、ニンニク、タマネギの薬用成分であるアリインは硫黄原子を含んだ二次代謝成分で、これらの植物の特異的な刺激臭や催涙成分を生み出している物質です。これらの成分もいくつかの異なるアミノ酸（メチオニン、トリプトファン、システインなど）を前駆体として生合成されます。また、ウメの実やアンズの実に含まれているシアン配糖体という青酸を発生する元の成分も、アミノ酸を前駆体として生合成されます。

⑤複合経路――抗酸化性フラボノイドやキニーネ、抗がん薬の成分を作る

ここまでに述べた個別の生合成経路が、複数組み合わさることによって生合成される植物成分もあります。こうした生合成経路を複合経路と言い、いくつかの組み合わせがあります。

本書でも何度か登場したフラボノイドは、シキミ酸経路とポリケチド経路の複合経路で生成します。シキミ酸経路でできた化合物が、ポリケチド経路に合流することで抗酸化性のフラボノイドが生合成されます。ソバに含まれるフラボノイドの一種であるルチンには抗酸化作用のほか、血管を強くする作用があると言われています。また、ブルーベリーや

シキミ酸経路とポリケチド経路の複合で生成するフラボノイド

C:炭素　H:水素　O:酸素

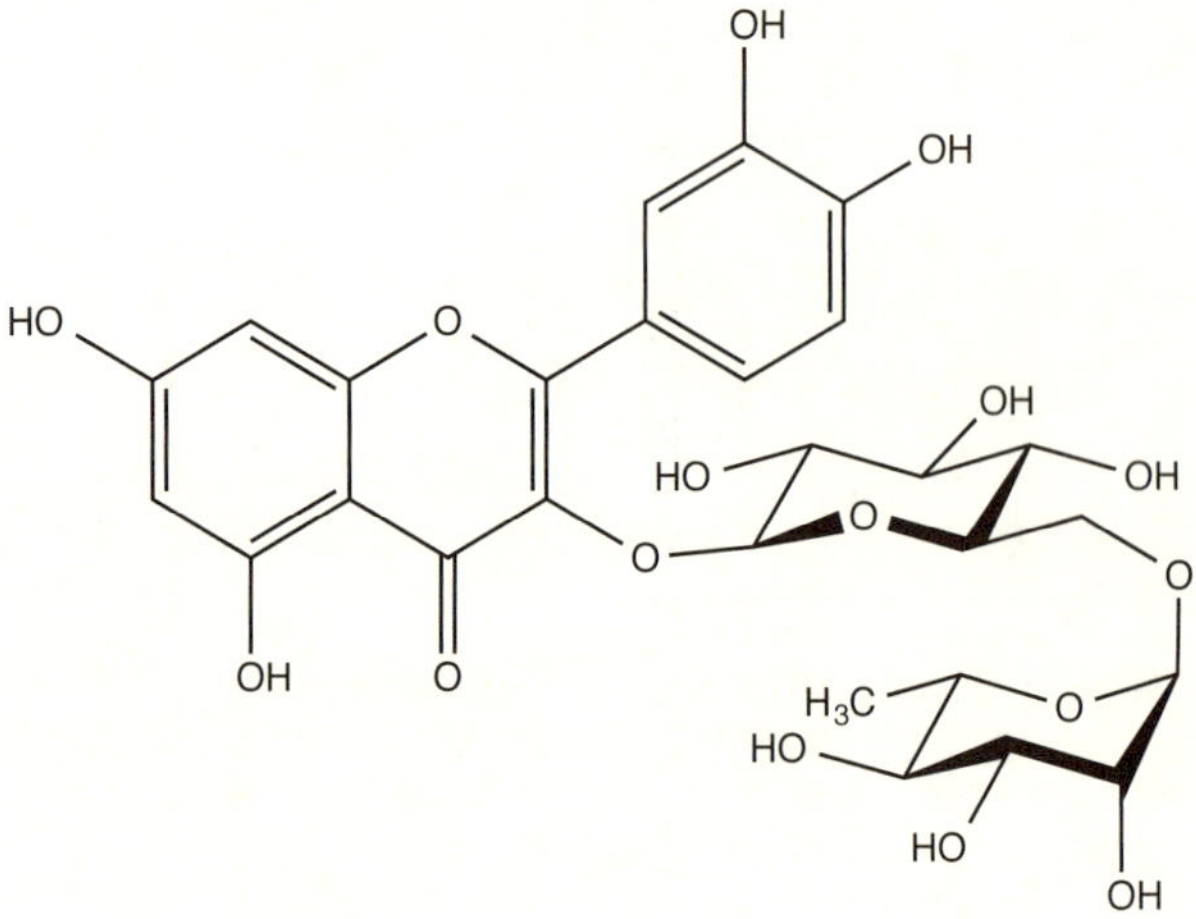

ルチン

- ソバに含まれるフラボノイドの一種
- 抗酸化作用
- 血管を強くする作用があると言われている

赤ジソに多く含まれているアントシアニン（77ページ参照）にも同じく抗酸化作用があります。ブルーベリーのアントシアニンは疲れ目に効くと言われています。

第二章でも記載した臨床の現場で抗がん薬として使われているビンカアルカロイドとカンプトテシンは、イソプレノイド経路とアミノ酸経路の複合経路で作られます。この経路ではアカネ科キナノキに含まれる抗マラリア薬であるキニーネなども生合成されます。キニーネには強い苦みがあり、かつてカクテルに使うトニックウオーターには微量含まれていました。

第五章　植物の二次代謝と進化のしくみ

前章では、薬の元になる二次（特異的）代謝産物と呼ばれる植物成分は、複雑な構造を持っていますが、実はわずか数種類に分類される限られた種類の生合成経路で作られていることをお話ししました。

この章では、植物成分の生合成をつかさどる遺伝子は、植物の中でどのように進化してきたのか、なぜこのように薬となる成分を作る遺伝子が進化してきたのかを考えてみましょう。そこには長い歴史の厳粛な審判に耐えて進化を遂げた遺伝子の姿があったのです。

■植物はなぜ、自らが作る毒に耐えられるのか？

毒性成分に対する自己耐性のしくみ

植物が作る、薬の元になる成分の多くが強い毒性をもつことは説明してきましたが、なぜ植物は自らが作る毒性成分にダメージを受けないのでしょうか。これを毒性成分に対する「自己耐性」と言いますが、この自己耐性の仕組みについて考えてみます。

前章までに述べたように、植物は化学防御の目的で、昆虫や動物などの捕食者、微生物、他の植物に対する毒性成分を作ります。毒性成分は攻撃相手の標的タンパク質の作用を止めるなどして毒性を発揮します。しかし、この標的タンパク質はこれを生産する植物の中にもあるので、毒性成分は当然ながら植物自身にも毒となるはずです。それではなぜ植物は自ら生産する毒性成分に中毒をおこさず、耐えられるのでしょうか？　この自己耐性のメカニズムは、植物が化学防御という生存戦略を発達させる中で、避けては通れない重要課題だったはずです。

現在の科学でも、この毒性成分に対する自己耐性のメカニズムがすべて明らかにされているわけではありませんが、いくつかの例が知られています。この中には植物がいかに巧妙に、自ら作る毒性成分に中毒にならず、毒性成分を作れるように進化したかを示す興味深い発見があります。

毒を液胞に隔離してしまう

植物の細胞内にある「液胞」という小器官は、動物に比べてよく発達し、成長した細胞では細胞容積の大部分を占めるくらいになります。液胞の中には無機イオンが蓄えられて浸透圧の調整などに役立っているほかに、自らが生産した毒性成分を蓄えておくという重要な機能があります。

液胞は細胞内で貯蔵庫のような役割を果たすものなので、そこに毒性成分を蓄えておけば、毒性成分が作用する細胞内の部位（例えば、核やミトコンドリアなど）とは隔離しておくことができます。

　液胞の外で毒性成分を合成しても、その成分にすぐに糖を結合し、毒性を無くした「配糖体」という化学構造にして液胞に取り込み、細胞内の他の器官とは隔離して蓄えることもあります。外敵が来て細胞を破壊すると液胞は直ちに壊れ、無毒の配糖体として蓄えられていた毒性成分は液胞の外にある酵素によって糖部分が外れ、「毒」に戻って外敵に対抗するのです。

　グルコシノレートやシアン配糖体には、このような無毒化と分解による毒性発現の自己耐性メカニズムが見られます。グルコシノレートからはイソチオシアネートというワサビや辛子などの刺激性成分として知られている物質ができますし、シアン配糖体からは猛毒の青酸が発生します。しかし、これらはいずれも配糖体という無毒な形で液胞内に隔離して貯蔵され、液胞が壊れると糖部分が外れて毒性成分ができるのです。

　また、配糖体などの非毒性化合物に変換せずに、毒性成分の構造のまま液胞に貯める場合もあります。例えば、タバコのニコチンや生薬の黄柏、黄連などに含まれるベルベリン（ベルベリン）というアルカロイドも、液胞に蓄積されます。液胞に蓄えることによって毒性を発揮できない形でしまっておくのです。

　アルカロイドのような低分子の毒性成分に限らず、高分子のタンパク質性の毒成分も液胞に蓄えられます。ヒマ（トウダイグサ科）というヒマシ油をとる植物の種子には、リシン

158

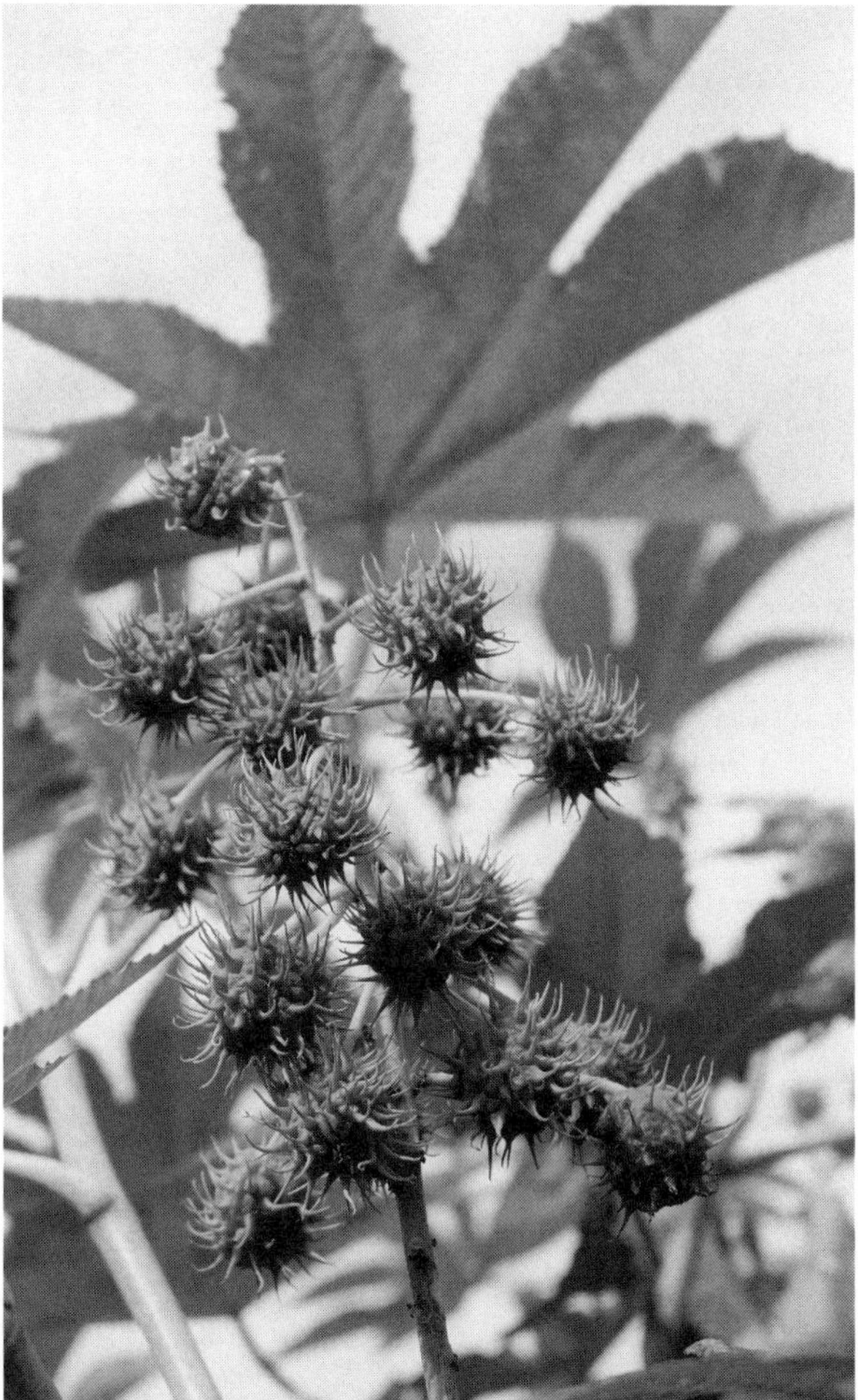

ヒマ（果実）　（写真：須藤浩）

というタンパク質性の猛毒成分が含まれています。リシンは細胞内でタンパク質合成を阻害することにより毒性を発現します。このリシンが、実際にヨーロッパではスパイによる暗殺事件に使われたり、米国で政府要人への手紙に混入されていた事件もありました。

ヒマの種子では、まず毒性のない大きな分子量のリシン前駆体タンパク質が作られると同時に、その前駆体タンパク質から余分な部分が切断されて毒性のリシンが作られます。次に、液胞に蓄積されるのです。

このようにして、植物は自ら生産する毒性成分を液胞という貯蔵庫に蓄えておくことによって、毒性発現の標的である細胞内の重要なタンパク質などから隔離し、自己耐性を獲得しているのです。

細胞の外や隣の蓄積空洞に吐き出す

第二章で、コーヒーの木にはカフェインを放出して他の植物の生長を阻害する働き、「アレロパシー」があるという話をしました。そのアレロパシーの元になる成分アレロケミカルは、植物から放出されて他の植物や土中の線虫などの成長を阻害します。

アレロケミカル成分は、植物の根の組織である根毛で作られて直ちに土壌に放出されます。また、直ちに植物の外には放出せず、いったん腺毛という植物の表面にある突起状組織の空洞に貯める場合もあります。ラベンダーなどのハーブの精油成分も葉の腺毛に蓄え

160

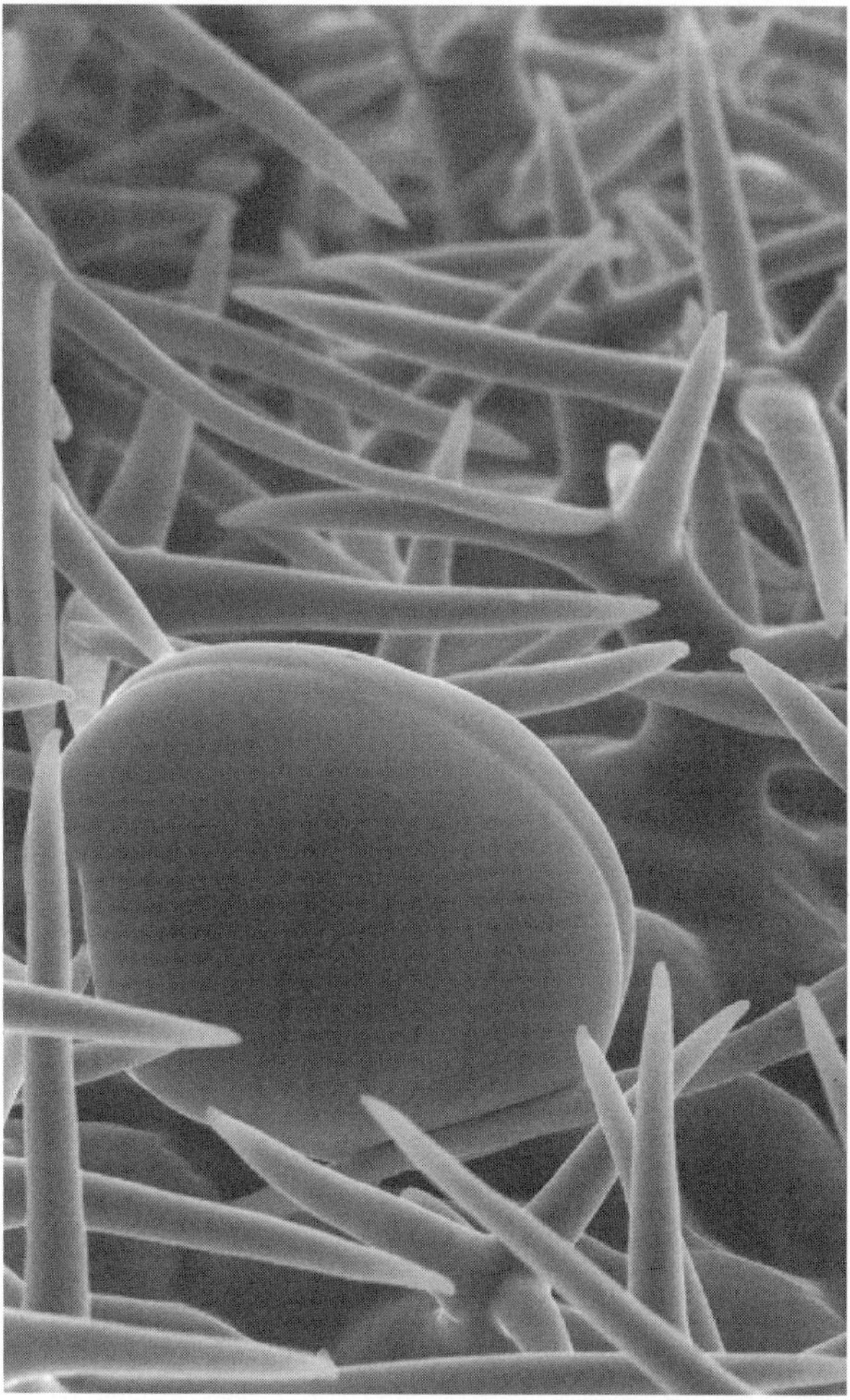

ラベンダーの葉で精油を蓄えている腺毛状突起の走査電子顕微鏡写真
（写真：豊岡公徳、若崎眞由美）

られています（写真参照）。

マラリアの特効薬として使われているアルテミシニン（148ページ参照）や、大麻の鎮痛成分であるカンナビノイドなども腺毛に蓄えられます。アルテミシニンは葉緑体の機能を阻害しますし、カンナビノイドはミトコンドリアの機能を阻害しますので、こうした成分があると細胞は生存に必要なエネルギーを作り出せずに死んでしまいます。これらの成分は、突起状の腺毛の付け根にある分泌細胞で作られて、作られると直ちにそれに接した蓄積空洞に蓄えられます。このように毒性成分を腺毛に蓄えることによって、毒性を発現する場所（つまりエネルギーを生産する細胞の葉緑体やミトコンドリア）から隔離し、自身が作る化学成分の毒性から回避しているのです。

標的タンパク質を変異させる

これまで説明してきた液胞や腺毛空洞への蓄積、細胞外への放出は、毒性成分を隔離することにより、毒性成分をその標的となるタンパク質と接触させずに自分にダメージを与えないようにしている例です。しかし、毒性成分が隔離されず細胞内に一様に分布してしまう場合は、他の自己耐性の仕組みが必要です。

毒性成分は攻撃相手の標的タンパク質の作用を攪乱して毒性を発揮しますが、自分自身にもある同じタンパク質も標的になってしまいます。これを避ける仕組みとして最も直接的な方法は、毒性成分の標的となるタンパク質を突然変異させて、本来の機能を損なうことなく毒に耐性のあるタンパク質にすることです。このような例が、第二章で紹介した抗がん薬のカンプトテシンを作る植物で最近明らかにされました。

カンプトテシンを作る植物の自己耐性――新しい仮説

筆者らの研究グループでは、カンプトテシン生合成や蓄積、自己耐性に関わる遺伝子の研究をしています。カンプトテシンを作る植物としては、もともとカンプトテシンの単離に使われたキジュ（喜樹）や、私たちの研究で主に使っているチャボイナモリ（アカネ科）をはじめ、いくつかが知られています。いずれの植物でも、蓄積量に差はありますが、どの組織にもカンプトテシンは分布しています。また、カンプトテシンは蛍光（紫外線などの光をあてると別の波長の光を放出すること）を発するので、その蛍光をたよりに、顕微鏡下でチャボイナモリの根に紫外線をあてて観察してみると、カンプトテシンは液胞や細胞間隙に比較的多く存在しますが、細胞質にも分布していました。

ここで、もう一度カンプトテシンの抗がん薬としての作用をおさらいしてみましょう（88ページ参照）。カンプトテシンはDNAが格納されている核の中にあるDNAトポイソメラーゼⅠという酵素の働きを阻害することで、がん細胞の分裂を止めてしまいます。このDNAトポイソメラーゼⅠは、二重らせんになっているDNAの片方の鎖を一度切断して再結合する働きを担っています。この働きをカンプトテシンがさえぎってしまうと、DNAの複製や転写がうまくいかず、がん細胞が死滅してしまうのです。

同じことがチャボイナモリなど、カンプトテシンを作り出す植物の中でも起こりえます。カンプトテシンのような低分子化合物は細胞質から核に容易に移動してしまうので、核内のDNAトポイソメラーゼIと接触しやすく、その機能を阻害してしまうはずです。

しかし、驚いたことにチャボイナモリの細胞は、カンプトテシンの毒性に対して自己耐性を示し細胞は死にません。それは、チャボイナモリのDNAトポイソメラーゼI自身がカンプトテシンに対して耐性を獲得しているからではないか、という新しい仮説が立てられました。

酵素に突然変異が!?

そこで、チャボイナモリから、DNAトポイソメラーゼIの遺伝子を単離して、この酵素のカンプトテシンに対する感受性を試験してみました。するとこのチャボイナモリのDNAトポイソメラーゼIは、カンプトテシンが存在しても見事に活性を失わず、カンプトテシンに対して耐性のあることがわかりました。

ここで、ちょっと復習ですが、DNAには遺伝子情報を伝える4種類の塩基（アデニン、チミン、グアニン、シトシン）があり、この塩基の組み合わせがタンパク質の元とな

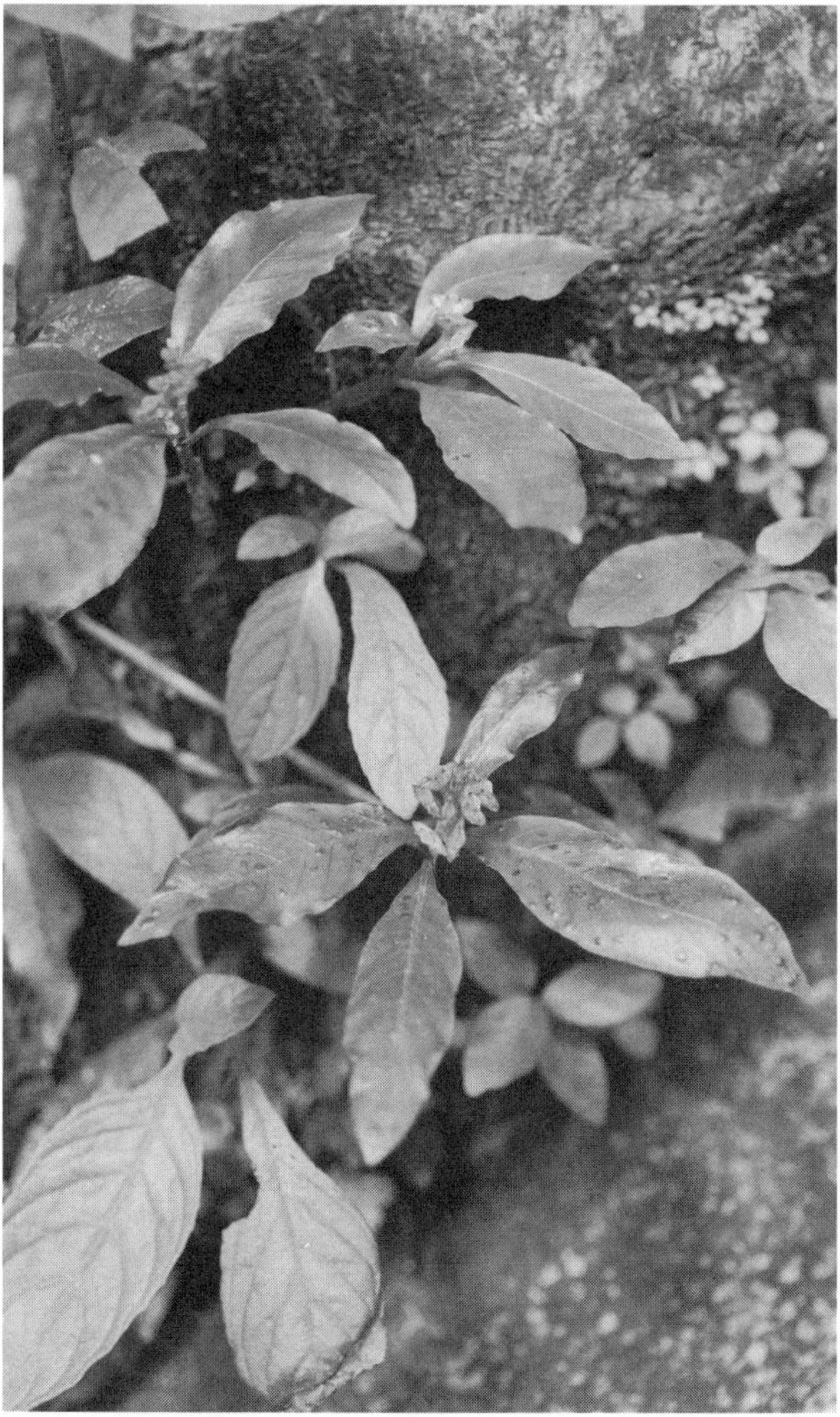

チャボイナモリ　（写真：須藤浩）

るアミノ酸の種類を決めています。タンパク質は20種類のアミノ酸から作られており、その並び方は決まっています。DNAトポイソメラーゼIは酵素タンパク質ですから、当然、決められたアミノ酸の配列があります。このチャボイナモリのDNAトポイソメラーゼIのアミノ酸配列を遺伝子配列から決定してみると、それまで報告されていた植物のDNAトポイソメラーゼIの配列とは異なる、いくつかの突然変異が見られました。その中で最も注目すべき変異は、酵素活性中心の隣のアミノ酸変異でした。酵素活性中心とは酵素の触媒活性を担う最も重要なアミノ酸のことです。従って、その隣のアミノ酸は活性中心に次いで重要な役割を担っていることが多いのです。

DNAトポイソメラーゼIの酵素活性中心となっているアミノ酸はチロシン（Y）です。二本鎖となっているDNAのうち、1本のDNAに切れ目が入り、そこにこのチロシン（Y）が結合します。次に、図Aのように切れ目に沿ってDNAの鎖が回転し、その後に再結合すると、ねじれのない、ほどけた構造に変わるのです。

この時に大きな役割を果たす酵素、DNAトポイソメラーゼIの活性中心であるチロシン（Y）の隣のアミノ酸は、通常の植物や人間ではアスパラギン（N）です。ところが、チャボイナモリのDNAトポイソメラーゼIではセリン（S）に変異していました。図B、Cに示したように、カンプトテシンはアスパラギン（N）があると、その助けをかりてDNAトポイソメラーゼIと一つの鎖が切断されたDNAの複合体に結合し、それ以降の反応が進みません。しかし、アスパラギン（N）がセリン（S）に変異すると、カンプトテシンは結合できなくなり、その後の反応は進行します。その結果として、カンプトテシンがあってもDNAトポイソメラーゼIの反応が正常に進行するのです。

この仮説を確かめるために、チャボイナモリのカンプトテシン耐性型DNAトポイソメラーゼIのセリン（S）をアスパラギン（N）に置換してみたところ、カンプトテシンへの耐性が一部失われました。逆に非耐性型のDNAトポイソメラーゼIのアスパラギン（N）をセリン（S）に置換すると耐性が獲得されました。このことから、活性中心の隣のアミノ酸がアスパラギン（N）からセリン（S）に変わるという突然変異が、カンプトテシンに対するDNAトポイソメラーゼIの耐性獲得に関与していることが明らかになりました。

よりわかりやすくいえば、カンプトテシンという毒性の二次代謝産物をもつ植物チャボイナモリは、その毒が自らのDNA分裂の際に重要な役割を果たす酵素タンパク質（DNAトポイソメラーゼI）を阻害しないよう、酵素タンパク質のアミノ酸配列を突然変異で変えてしまったということです。この突然変異のおかげで、カンプトテシンを身内にもちながらも、チャボイナモリは正常に細胞分裂を繰り返し、生命を維持してゆくことが可能なのです。

A:DNAトポイソメラーゼⅠ（TOP Ⅰ）の働き

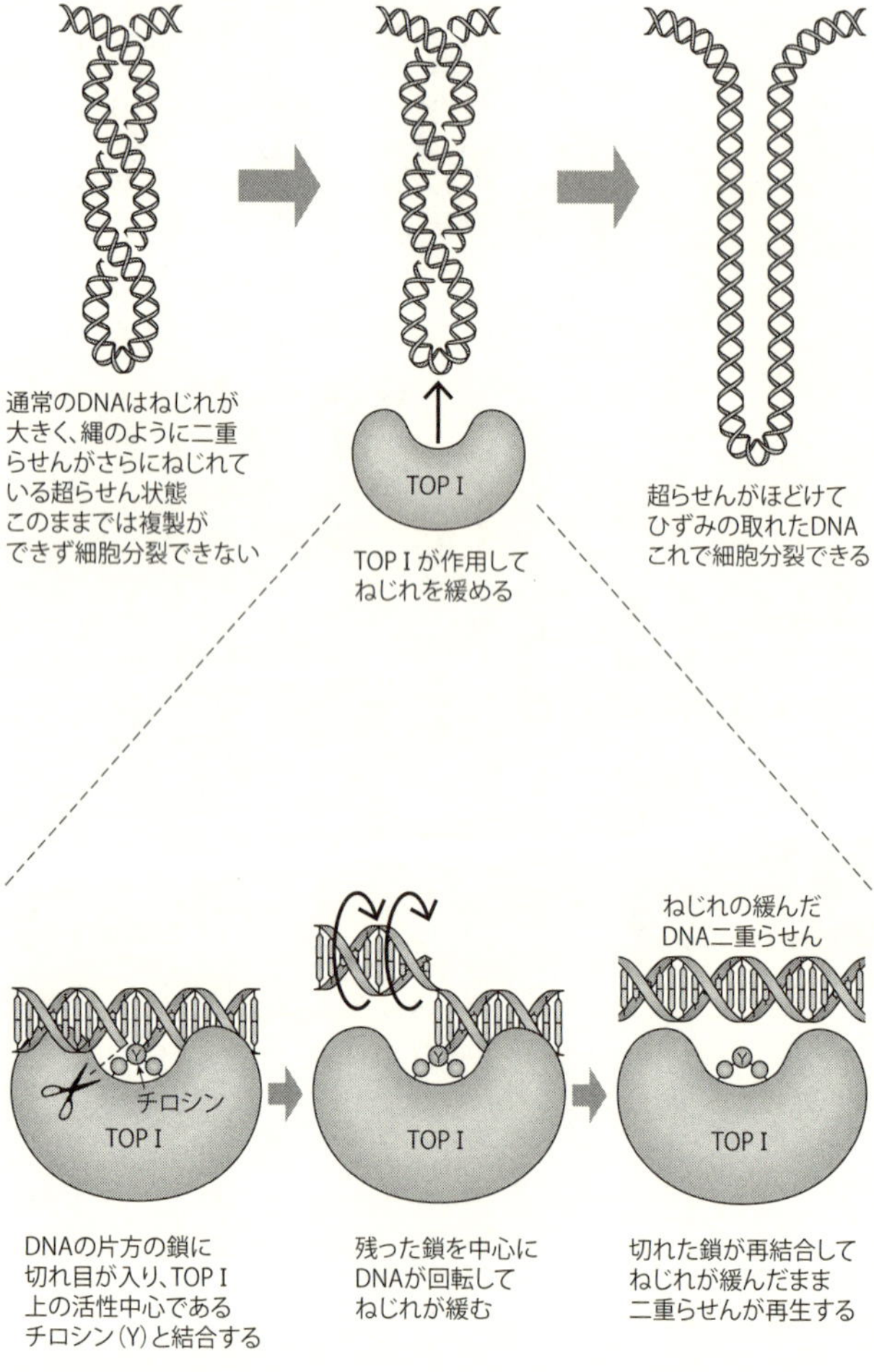
通常のDNAはねじれが
大きく、縄のように二重
らせんがさらにねじれて
いる超らせん状態
このままでは複製が
できず細胞分裂できない
TOP I
TOP I が作用して
ねじれを緩める
超らせんがほどけて
ひずみの取れたDNA
これで細胞分裂できる
Y
チロシン
TOP I
TOP I
ねじれの緩んだ
DNA二重らせん
TOP I
DNAの片方の鎖に
切れ目が入り、TOP I
上の活性中心である
チロシン（Y）と結合する
残った鎖を中心に
DNAが回転して
ねじれが緩む
切れた鎖が再結合して
ねじれが緩んだまま
二重らせんが再生する

B：カンプトテシンが抗がん薬として働くしくみ

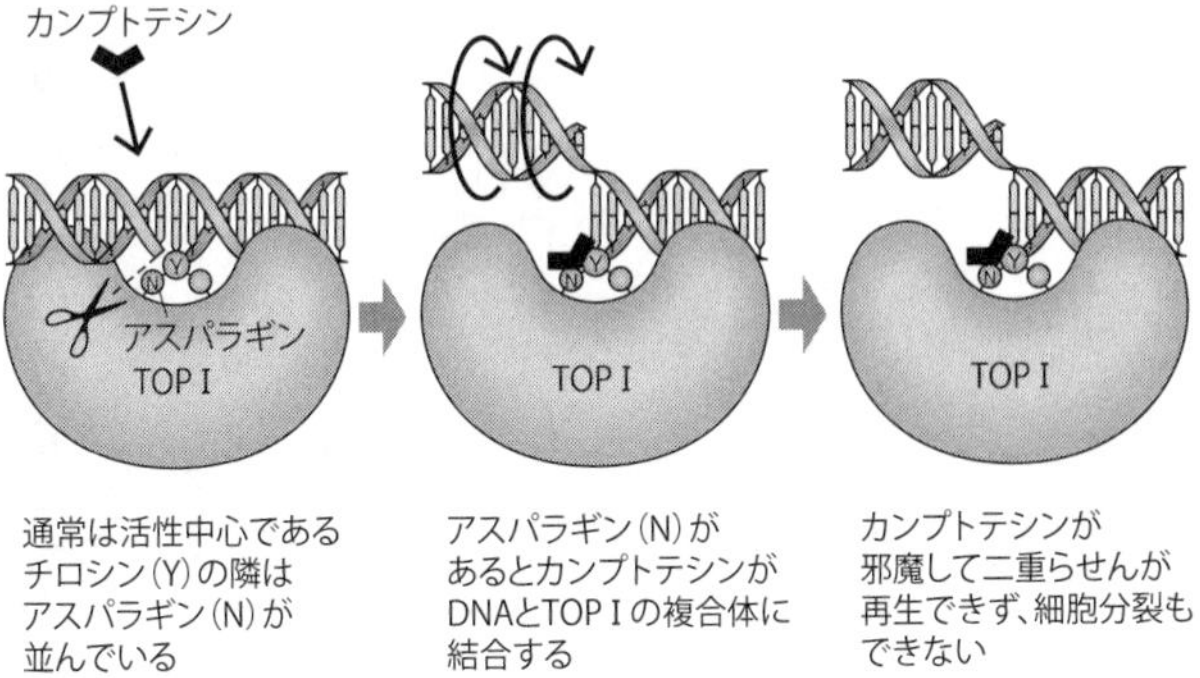

C：カンプトテシンがあっても平気な突然変異

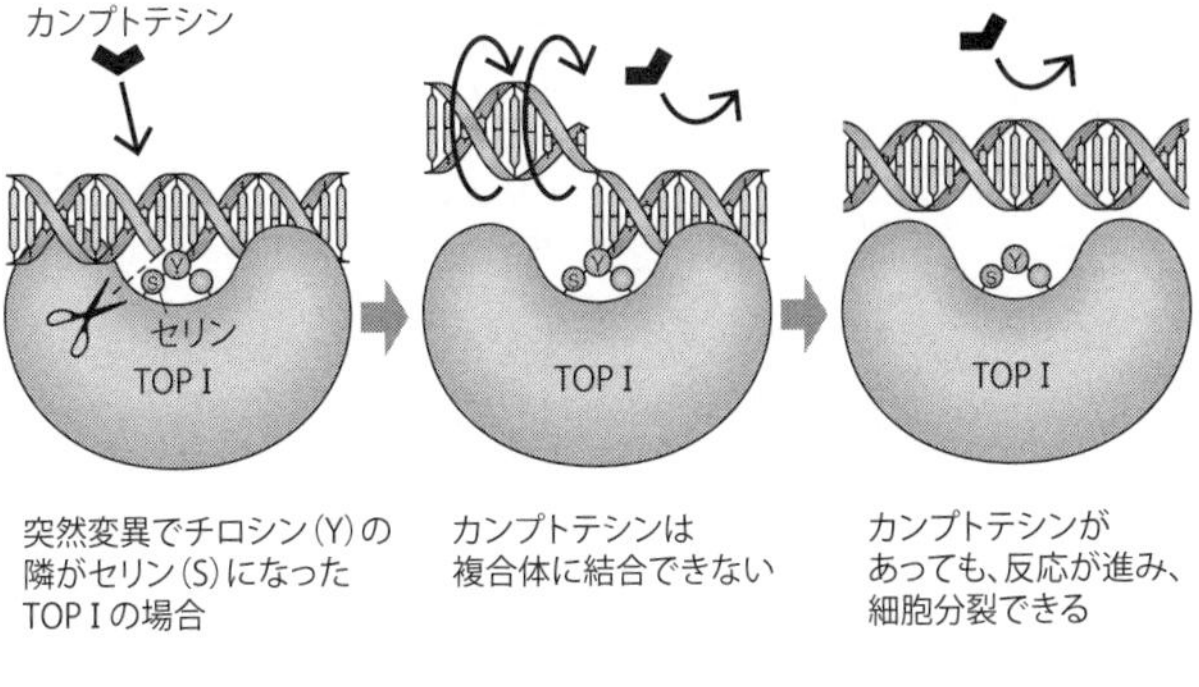

突然変異は人間の耐性がん細胞にも起きていた

第二章で述べましたように、カンプトテシンは臨床的に抗がん薬として使われています。抗がん薬に限らず薬を長い間使っていると、薬に対する耐性が出てくることがあります。人間の血液のがんである白血病細胞に、カンプトテシンを投与しても死滅しない、カンプトテシン耐性のがん細胞が出現しました。

そこで、カンプトテシンに耐性を示した人間のがん細胞のDNAトポイソメラーゼⅠの遺伝子配列を見直してみると、なんとチャボイナモリのDNAトポイソメラーゼⅠで見られた変異と全く同じことが起こっていたのです。活性中心であるチロシン（Y）の隣のアミノ酸がアスパラギン（N）からセリン（S）に変異していました。つまり、カンプトテシンを生産する植物がもつ自己耐性の機構と全く同じ方法で、人間の白血病細胞はカンプトテシンに対する耐性を獲得していたのです。

さらに、人間のDNAトポイソメラーゼⅠについての研究で、この活性中心の隣のアスパラギン（N）からセリン（S）へのアミノ酸変異は、DNAトポイソメラーゼⅠが活性を失わず、なおかつカンプトテシンに対する耐性を獲得するために必要十分な変異であることが証明されました。

タンパク質の立体構造を解析すると、より詳細なメカニズムがわかりました。カンプトテシンが存在すると、DNAトポイソメラーゼⅠタンパク質、開裂DNA、カンプトテシンの三者が複合体を形成し、酵素反応がそこでストップして、それ以上反応が進まなくなってしまうのです。しかし、この活性中心の隣のアスパラギン（N）をセリン（S）に置換すると、カンプトテシンがあっても三者複合体が形成されず、酵素反応は正常に進行するという詳しい分子機構が解明されました。

カンプトテシンを作る植物は自らが作った毒性成分に対する自己耐性のために、また人間のがん細胞は抗がん薬に耐性能を獲得するために、全く同じ突然変異を生じていました。このことは、植物と人間という全く異なる細胞でありながら、全く同じ変異が進化の淘汰圧（進化のなかで生存に有利な変異が選択されて集団内に広がるための要因）の中で同じように選択されていたことを如実に示しているのです。

カンプトテシンを作る植物の中で同じような変異が

次に、カンプトテシンを作る植物がこの突然変異による自己耐性の機構をもっているかどうかを、いくつかの類縁の植物で調べてみると、さらに面白いことが分かりました。チャボイナモリとは異なる科に属する植物も含めて、カンプトテシンを作るリュウキュウイナモリ（アカネ科）、キジュ（ヌマミズキ科）、クサミズキ（クロタキカズラ科）という3種の植物のDNAトポイソメラーゼIについて、カンプトテシンに対する耐性能とその遺伝子配列を調べてみました。すると、3種の植物からのDNAトポイソメラーゼIはいずれもカンプトテシンに耐性を示し、さらにアスパラギンからセリンへの突然変異が、3種の植物のDNAトポイソメラーゼI遺伝子すべてに見つかりました。

チャボイナモリやリュウキュウイナモリはアカネ科サツマイナモリ属という属に分類されますが、この属の植物は日本の暖かい地方から東シナ海の島嶼地域、中国南部、タイにまで分布します。実は、このサツマイナモリ属にはカンプトテシンを作る種と作らない種が混在しており、カンプトテシンの生合成と自己耐性変異の進化を考える上で格好の材料になるのです。そこで、日本やタイの共同研究者の協力を得てサツマイナモリ属の植物を集め、そのカンプトテシン蓄積とDNAトポイソメラーゼIのアミノ酸変異との関係を調べました。

結果は見事という他はありませんでした。カンプトテシンを蓄積しているすべてのサツマイナモリ属植物種のDNAトポイソメラーゼIにはアスパラギンからセリンの突然変異があり、カンプトテシンを蓄積しない種にはこの変異は見られないという、アミノ酸の突然変異とカンプトテシン生産の間にきれいな相関性のあることがわかりました。

進化の途中にある植物種

さらに、サツマイナモリ属のサツマイナモリという植物種は、カンプトテシンを生産しませんが、カンプトテシンの構造に似た類縁体のアルカロイドは作ります。これらのアルカロイドには、カンプトテシンのように明らかなDNAトポイソメラーゼIを阻害する活性はありません。このことから、サツマイナモリという植物種は、カンプトテシンを作れない植物から作る植物種に進化する、まさに進化の途中段階の種と考えられます。

このサツマイナモリのDNAトポイソメラーゼIは、完全にカンプトテシン耐性ではありませんが、非常に弱い耐性を示しました。このようなことから、サツマイナモリ属植物では種の分化に伴って、カンプトテシンを作る生合成遺伝子（生体内で化合物を作ることを担う遺伝子）と、それに耐性を与えるDNAトポイソメラーゼI遺伝子の突然変異が、同時に協調的に進化したと考えられます。つまり、カンプトテシンを作るようになるためには、DNAトポイソメラーゼIが耐性でなければなりません。生合成にかかわる遺伝子と標的となる遺伝子における自己耐性獲得のための変異が同時に起こった種が、カンプトテシン生産植物種としてサツマイナモリ属の中で進化したというわけです。

こうしたカンプトテシン生合成遺伝子と変異型DNAトポイソメラーゼI遺伝子という二つの遺伝子グループの共進化（互いに影響を与えながら同時に進化すること）は、カンプトテシンを生産するヌマミズキ科のキジュやクロタキカズラ科のクサミズキなど他の科でも、同じように起こったと考えられます。このように同じ形質が遠縁の植物種の中で独立して進化することを収斂《しゅうれん》進化と言いますが、毒性成分の生合成と自己耐性という遺伝子が共に進化し、なおかつ別の種や科の植物でも収斂進化している例は、これが初めての発見でした。また、サツマイナモリ属植物は、同じ属の中でカンプトテシンを作る種と作らない種があることから、いわばこのような進化の実験室とも言える興味深い植物です。

抗がん薬の耐性を予知できる？

先にDNAトポイソメラーゼIの活性中心の隣のアミノ酸がアスパラギンからセリンに置換するという突然変異が、カンプトテシンを作る植物とカンプトテシン耐性の人間のがん細胞に共通して見られることを述べました。しかし、実はこの突然変異の他にもカンプトテシン耐性に寄与しているのではないかと考えられる変異が、カンプトテシン生産植物のDNAトポイソメラーゼIにいくつか見つかっているのです。こうした突然変異は、すべてのカンプトテシン生産植物に見られるわけではないのですが、例えばサツマイナモリ属の中でカンプトテシンを生産する植物種に共通に存在しており、耐性獲得への関与が示唆されています。

植物に見られるこうした新たな突然変異は、人間のがん細胞ではまだ見つかっていません。

ここで、カンプトテシンと植物、あるいはカンプトテシンと人間はどのくらい長く関わり合ってきたのかを考えてみましょう。

進化の歴史の中でいつ頃、カンプトテシンを作る植物の種の分化が起こったかは明確ではありませんが、少なくとも数万年以上前と考えられます。そのくらい遠い昔から、カンプトテシンとそれを生産する植物種には深い関わりが続いてきたのです。

一方、カンプトテシンが発見されて人間のがん治療に用いられ始めたのは、この薬の開発期間を含めてもたかだか最近30～40年に過ぎません。従って、人間のがん細胞とカンプトテシンとの関わりは、生産植物における関わりの歴史と比べて、まだ極めて短い時間に過ぎないのです。

カンプトテシンを生産する植物は、数万年以上の進化の歴史の中で試行錯誤を繰り返し、耐性機構を獲得してきましたが、人間のがん細胞はまだ30～40年という短い期間しか、カンプトテシンと接していません。その短い期間の間でも、人間の細胞の中でアスパラギンからセリンへの突然変異は獲得されました。これはおそらく、この変異が人間のがん細胞の中で非常に有利な突然変異なので、短い時間ですばやく選択されたためと考えられます。

一方、カンプトテシン生産植物のＤＮＡトポイソメラーゼＩに発見されたアスパラギンからセリン以外の変異は、カンプトテシンと接してきた植物が、長い進化の歴史の中でゆっくり時間をかけて獲得した突然変異と考えられます。そうすると、同じような突然変異が人間のがん細胞においてもいずれ将来的に起こる可能性があり、カンプトテシンが効かなくなるような耐性が生ずることを予言しているのかもしれません。

もちろん、がん細胞が薬剤耐性を獲得するのは人間にとっては困ったことですが、抗がん薬を長い間使い続けると起こりうる薬剤耐性の突然変異を予知できれば、先手を打って、より有効性の高い優れた薬の開発が可能になるかもしれません。植物が人間よりも長い時間をかけて進化させてきた優れた知識を、人間のために有効利用できるのです。

■新たに分かってきた進化のしくみ

アミノ酸代謝から分岐してアルカロイドを作る

アミノ酸経路で作られるアルカロイドの例として、苦味《くみ》健胃薬などに用いられる生薬「苦参《クジン》」に使われるマメ科クララという植物に含まれているマトリンなどが生成することを紹介しました（150ページ参照）。これらのアルカロイドは、前駆体であるアミノ酸のリジンから炭酸ユニットが脱離（脱炭酸：化合物から二酸化炭素が外れること）したカダベリンという物質を前駆体として生合成されます。このリジンを脱炭酸してカダベリンを生成する酵素は、リジン脱炭酸酵素とよばれ、一次代謝産物であるアミノ酸のリジンからアルカロイドを生合成する二次代謝経路の入り口に位置する重要な酵素です。

このリジン－カダベリンを前駆体とするアルカロイドは、200種類以上あることが知られています。マメ科植物に多く含まれる他に、リコポディウムなどヒカゲノカズラ科植物にも分布しています。ヒカゲノカズラ科植物に含まれるリコポディウムアルカロイドの

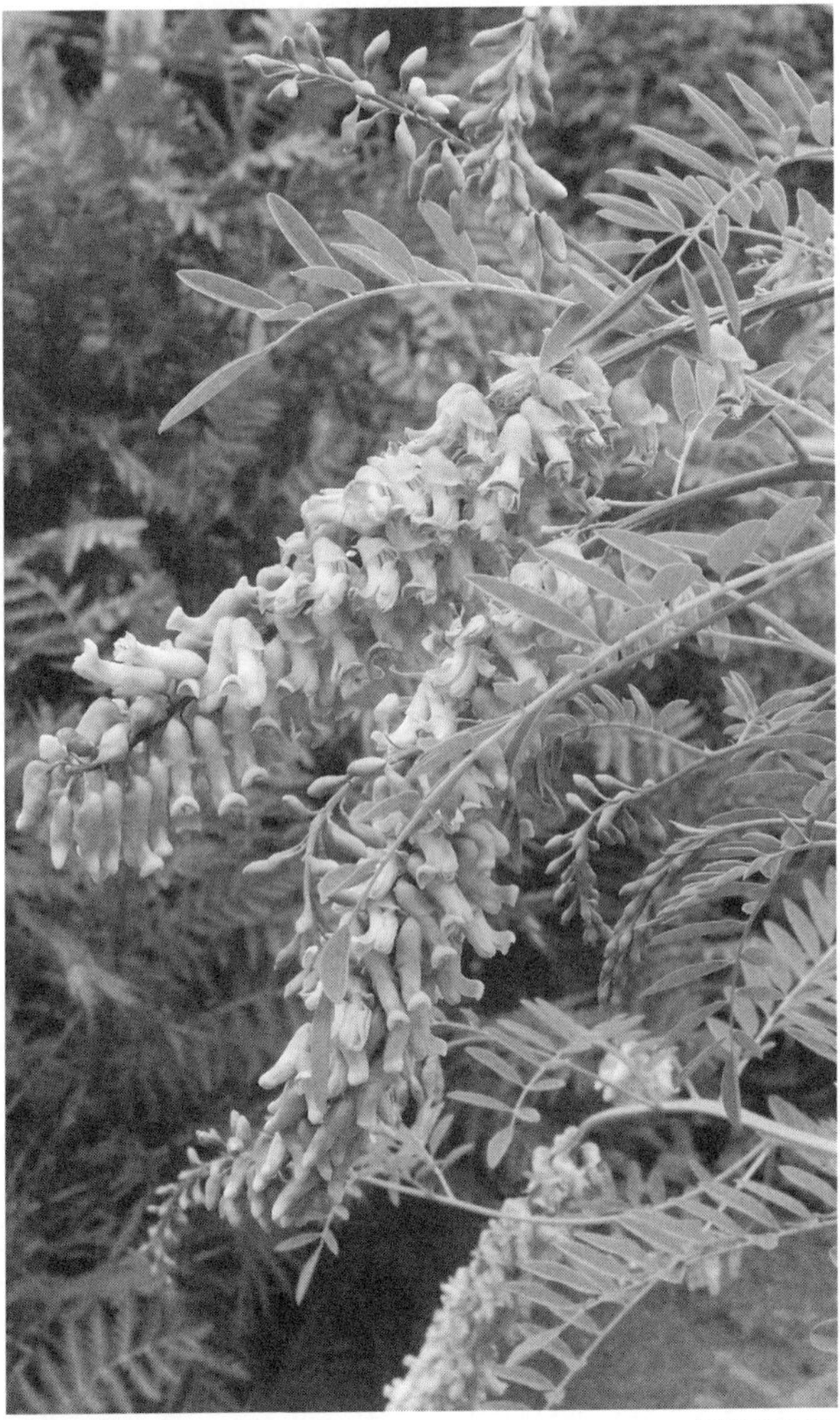

クララ（花）　（写真：須藤浩）

200種類以上のアルカロイド生合成の前駆体

C：炭素　H：水素　O：酸素　N：窒素

この部分が二酸化炭素（CO_2）として
脱離することでカダベリンができる

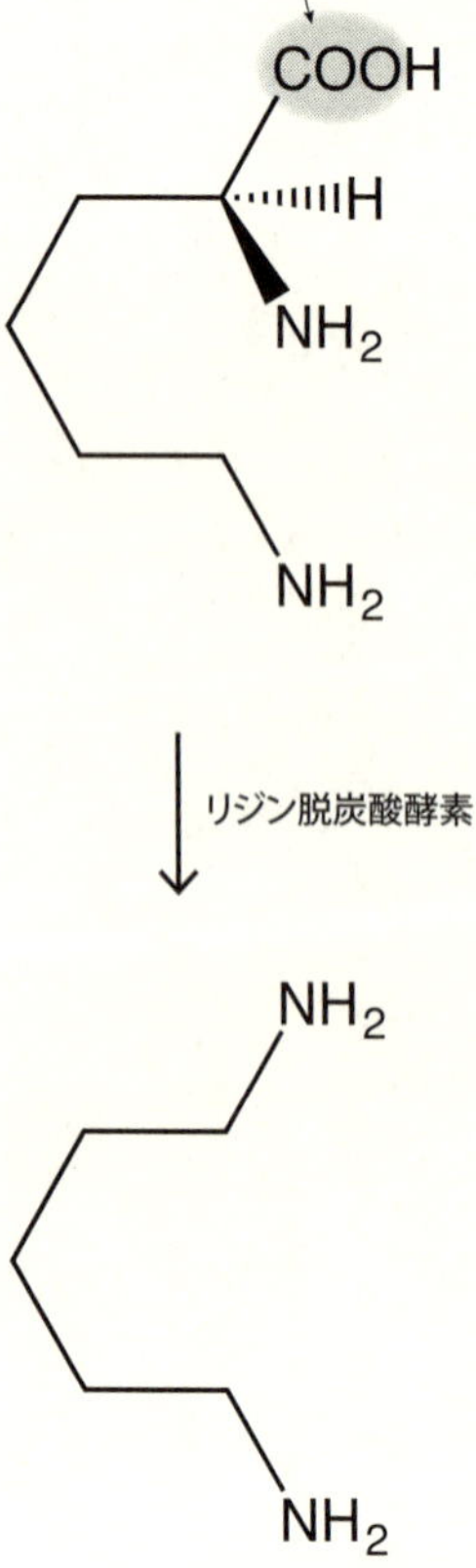

リジン
- タンパク質を構成するアミノ酸の一つ

カダベリン
- リジンから二酸化炭素（CO_2）が脱離してできる物質
- 200種類以上のアルカロイドの前駆体
- マメ科植物に多く含まれる
- ヒカゲノカズラ科植物にも分布

ヒューペリジンAは、脳機能を改善するアルツハイマー病の予防薬として期待されています。

ルピナスのスイート変種とビター変種

マメ科ルピナス属植物にもこのリジン由来の毒性アルカロイドが含まれています。ルピナス属植物の一つである青花ルピナス（学名 *Lupinus angustifolius*）は牧草としても使われており、毒性アルカロイドを含まない牧草が「スイート（甘み）変種」として育種されてきました。これに対して元の野生型のアルカロイドを含む品種を「ビター（苦み）変種」と呼びます。このように同じ植物種でありながら成分の含量やパターンの異なる変種を成分変種といい、二次代謝成分の機能や生合成の研究にも有用な材料です。

このルピナス属植物のスイート変種とビター変種は、昆虫に対する抵抗性が異なります。ビター変種はアルカロイドを含むため昆虫の食害から避けることが可能ですが、スイート変種は食害を受けてしまいます（口絵参照）。

そして、スイート変種とビター変種を上手に研究材料として用いて、このアルカロイド生合成の鍵となる重要な酵素の遺伝子（カダベリンを作るリジン脱炭酸酵素の遺伝子）を同定することが出来ました。

ビター変種だけに発現する酵素遺伝子

この青花ルピナスのスイート変種とビター変種でのアルカロイド生産の違いは、どこからきているのでしょう。そのしくみを知るために、一次代謝経路から二次代謝経路の入り口に位置するリジン脱炭酸酵素の遺伝子を単離しました。この遺伝子は、主に一次代謝に関わり植物に普遍的に存在するオルニチン脱炭酸酵素の遺伝子が、少しだけ突然変異したものでした。オルニチンは、リジンよりも炭素が一つ少ないアミノ酸です。

一次代謝に関わるオルニチン脱炭酸酵素から、アルカロイドを作る二次代謝に関わるリジン脱炭酸酵素への突然変異は、酵素の活性中心で脱炭酸される基質（酵素が作用する対象の物質）が保持される基質ポケット（反応のために基質と酵素を入れるスペース）の大きさを決めているアミノ酸の変異でした。

もともとのオルニチン脱炭酸酵素では、基質のオルニチンと生成物の炭素4個のプトレシンしか入れない大きさの基質ポケットでしたが、リジン脱炭酸酵素では、1ヶ所のアミノ酸変異によって基質ポケットが少し大きくなり、基質のリジンと生成物の炭素5個のカダベリンが入れる大きさに変化していたのです。ポケットが大きくなったためにリジンも入れるようになりましたが、元の基質であるオルニチンもリジンよりも小さいので入ることが出来ます。従って、リジン脱炭酸酵素は、リジンとオルニチンの両方を基質とすることが出来る、つまり基質特異性が緩くなる（通常、酵素は一つの基質しか受け入れませんが、この場合は二つの基質を受け入れることができる）という突然変異によりできた酵素です。

このリジン脱炭酸酵素遺伝子は、ビター種だけに発現しており、スイート種では発現していませんでした。それが、ビター種だけがアルカロイドを生産できる理由だったのです。

このビター種の青花ルピナスで発見されたリジン脱炭酸酵素遺伝子は、同じようにカダベリンを経由するアルカロイドを作るクララなど他のマメ科植物でも見いだされました。

このように、生薬「苦参」のアルカロイド有効成分（マトリン）は、一次代謝酵素遺伝子にわずかな突然変異が生じたことにより、新たな触媒機能が獲得され、この変異の結果生まれたリジン脱炭酸酵素により生合成されるようになったのです。

シダ植物でも同じ進化が起こっていた

次に、シダ植物の一群であるヒカゲノカズラ科植物からもリジン脱炭酸酵素遺伝子を単離して調べてみると、マメ科植物の酵素と同じ場所にアミノ酸変異が生じ、新しい触媒としての機能を獲得していることがわかりました。このように、マメ科とヒカゲノカズラ科という系統的に遠く離れた植物の中で、リジンからカダベリンを生成しアルカロイドを作るという同じ方向に向かって、オルニチン脱炭酸酵素を元にした突然変異が生じて、新しい機能を獲得するという収斂進化が起こっていたのです。つまり、どの植物にもある一次代謝酵素（オルニチン脱炭酸酵素）の遺伝子に最小限の変異を加えることにより、アルカロイドを作る能力への進化が、全く別の植物のなかでおこなわれていたのです。

さらに、進化統計学的な計算から、このアミノ酸の突然変異は偶然に起こったものがた

またまた残ったわけではなく、偶然に起こった変異からある方向性をもって特定の変異を残

す「正の選択圧」(積極的に選択する方向への圧力)が働いていることがわかりました。

一次代謝経路から二次代謝経路への分岐点に位置する重要な酵素遺伝子が、遠く離れた

植物種の中でも同じ一次代謝経路の酵素を元にして一つのアミノ酸が同じ方向に収斂的に

進化し、一群のアルカロイドを作るようになる。つまり、まったく別の植物種の中で、あ

る特定の化学構造を持ったアルカロイドを蓄積することが生存に有利に働くという進化の

選択圧が働き、それぞれが独立的に同じ変異を獲得したというわけです。これは、膨大な

数の突然変異の中で、同じ遺伝子上に生ずる同じようなアミノ酸変異が、結果的によく似

た構造と生物活性を持ったアルカロイドを作るため選択されたと考えられます。

生合成遺伝子群がクラスターとしてゲノム上に集まる

最近数年の間に、DNA塩基配列の決定法が格段に進歩し、大量のDNA塩基配列を高

速に安価に決定できるようになりました。この技術進歩の結果、多くの植物のゲノム配列

が決定されるようになったのです。このようにして二次代謝産物を作る植物のゲノム解読

がなされると、二次代謝産物の生合成遺伝子群が、長大なゲノム上で連続して集まって存

在する「遺伝子クラスター」（遺伝子群の塊）を作っている例がいくつか見つかりました。遺伝子クラスターを形成しているのは、植物の二次代謝経路にかかわる遺伝子群のすべてではありませんが、防御的な機能をもつ強い毒性成分を生合成する遺伝子群に多く見られるようです。

それだけでなく、クラスターの中には二次代謝産物の無毒化に関わる遺伝子も含まれている場合があります。たとえば、細菌やカビなどの微生物が作る「抗生物質」の生合成遺伝子群とその無毒化に関わる遺伝子が、ゲノム上でクラスターを形成していることはよく知られています。ちなみに、「抗生物質」とは一般には細菌感染した時などに用いる薬としてなじみが深いのですが、もともとの意味は微生物が産みだした、他の微生物の増殖や機能を阻害する物質を指す言葉です。

微生物の抗生物質の生合成遺伝子クラスターの中には個々の生合成酵素の遺伝子ばかりでなく、抗生物質を輸送する「輸送体タンパク質」や生合成遺伝子の発現を制御する「転写制御因子」の遺伝子なども含まれています。従って、植物の二次代謝遺伝子群のクラスターにも、輸送体タンパク質、転写制御因子の遺伝子が含まれている可能性が高いと思われます。

なぜクラスターを作っているのか？

それでは、なぜ植物のゲノム上で生合成遺伝子群がクラスターを形成しているのでしょうか？　何かそれによって有利なことがあるのでしょうか？

クラスターを形成している理由は完全には解明されていませんが、いくつかの可能性が考えられます。二次代謝産物の生合成には多くの酵素反応が関与していますので、これらの反応に関わる遺伝子はすべてが協調して発現しなければなりません。例えば、ジャガイモのソラニンなどの毒性アルカロイドは10段階近くの酵素反応で作られますが、その酵素タンパク質を作る遺伝子は精密に協調して発現するように制御されています。そのためこれらの遺伝子はゲノム上に集まって、クラスターになっていた方が都合が良いのかもしれません。

また、一群の遺伝子がゲノム上でクラスター化している方が個々の遺伝子間で組換えが起こる確率が減るため、遺伝子群の中の必要な遺伝子が分離して脱落することなく、そろって後代に伝達されやすくなります。

特に、防御的な機能をもつ毒性成分を生合成する遺伝子群の場合、糖を付加するなどして毒性成分を無毒化し、自身を攻撃しないようにする自己耐性に関わる遺伝子がクラスター内にあります。もし、この自己耐性に関わる遺伝子が毒性成分を生合成する遺伝子と分離してしまうと、後代の植物では自己耐性能が失われてしまい、重大な問題を引き起こします。クラスター化することによって、毒性成分の生合成とそれに対する自己耐性を担う遺伝子をまとめて後代に伝え、より有利なかたちで生き残るよう進化してきたものと考えられます。

■進化における植物成分と摂食動物の相互協力

次に、植物における毒性をもつ二次代謝産物の生産と、それを摂取する動物が相互に協力してきた二つの例を見てみましょう。これも生物の進化における二次代謝産物の意義を考える上で興味深いものです。

トウガラシのカプサイシンと鳥の奇妙な協力関係

トウガラシ（唐辛子）にはカプサイシンという辛味成分が含まれています。人間などの動物はこのカプサイシンの辛さのために、トウガラシの果実や種子を好んでは食べません。もちろん、辛い料理の好きな方は適度な量を香辛料として使っていることでしょう。しかし、一般に哺乳動物はカプサイシンの辛さに非常に敏感で、これを忌避します。つまりカプサイシンには、トウガラシという植物にとって、捕食者である動物から身を守る防御物質としての役割があります。

ところが、鳥はカプサイシンを含む果実をよく食べます。なぜでしょうか？　その理由は鳥にはカプサイシンを感じる受容体がないためと考えられています。鳥に食べられた果実には種子が含まれていますが、その種子はほとんど消化されずに糞便から出されます。鳥は空を飛んでいろいろなところに糞便を放出するので、結果的にトウガラシは鳥によって種子を広く散布してもらっていることになります。

トウガラシのカプサイシンには、哺乳動物などの捕食者には食べられないよう身を守りながら、鳥にだけは果実を食べてもらい、なおかつ種子散布してもらうという、二つの優れた役割があります。こうして、カプサイシンは進化の中でトウガラシの繁栄に寄与してきたと考えられます。

ジャガイモの毒とアンデスのビクーニャの関係

南米アンデス高地が原産のナス科のジャガイモには、ソラニン、チャコニンという毒性のステロイドアルカロイドが含まれています。特に、蓄えておいたジャガイモから出てきた芽や緑になったイモの皮の部分、地上部の葉、茎、花に、この毒性ステロイドアルカロイドは多く含まれています。これを摂取すると、下痢、吐き気や嘔吐、腹痛、頭痛、悪寒などの神経毒の症状が現れます。今でも毎年何件か、こうしたジャガイモ食中毒が報告されています。

このアルカロイドは、ある羽虫に対する対虫性の防御物質として役立っているという報告があります。しかし、毒にも負けずジャガイモを侵す病害虫もいるので、このアルカロイドの役割について、一概に羽虫に対する防御という単純な解釈だけではすまないようです。最近、ジャガイモの繁殖戦略における毒性アルカロイドと、原産地の南米アンデス地方に生息するラクダ科の草食動物ビクーニャとの関連について面白い仮説が出されています。

ビクーニャは、いまはその生息数がかなり減少し保護されていますが、かつてはペルー、ボリビア、チリ、アルゼンチンにまたがる南米アンデス高地に広く生息していました。この生息域はジャガイモ野生種の分布とほぼ一致しています。ビクーニャは家族群で暮らし、糞の排泄場所を決めています。糞場の周辺にはジャガイモの野生種が群生しています。糞からの豊富な栄養を吸収できるためです。この野生種のジャガイモにも毒性アルカロイドが多く含まれているため、同じ地域に生息していてもビクーニャはジャガイモを食べません。おかげで、ジャガイモは果実の中で種子が完熟するまで育つことができるのです。

しかし、乾季になり他の植物が枯れてなくなると、ビクーニャはジャガイモの老化した葉や成熟した果実を食べるようになります。それは、老化した葉や成熟した果実の中ではアルカロイド含量が減少して食べられるようになるからです。成熟した果実の中には完熟した種子があるので、これを食べたビクーニャは排便と共に種子を糞場に散布します。すると、結果的にジャガイモ野生種はビクーニャによって種子を栄養が豊かでやわらかな土壌に散布することができ、他の植物に比べて有利に群落を形成し次の世代を残せるのです。

ここでは、毒性アルカロイドをうまく使って、生長途中では食害されず、なおかつ完熟種子を肥沃な土壌に散布してもらうというジャガイモの生存戦略が成功しています。ビクーニャにとっても乾季に食物を得られるという利点があり、双方に都合のよい生き方を演出しているのが、毒性ステロイドアルカロイドの働きであると言えます。

トウガラシのカプサイシンの例や、ジャガイモの毒性アルカロイドの例を見ますと、進化における植物の二次代謝産物が持つ大きな役割と、それを利用する植物のしたたかさに目を見張らざるを得ません。

第六章　バイオテクノロジーと植物成分

これまでの章では、植物成分がどのように薬として利用され、植物にとってはどのような意味があり、どのようにして植物体内で作られ、また進化を遂げて来たかを説明しました。

次に、このような薬の元になる植物成分を人工的に作るためにどのような先端的な科学技術が使われているのかについて、実例を示しながらお話ししたいと思います。特に、最先端の遺伝子やゲノムレベルでのバイオテクノロジーによる植物成分の生合成制御についてお話しします。

■植物のゲノム構成

植物細胞の中では

皆さんは「バイオテクノロジー」という言葉を聞いて、何を思い浮かべますか？「バイオ」とは「バイオロジー（生物学）」であり、そこに「テクノロジー（技術あるいは技術学）」を組み合わせた造語が「バイオテクノロジー」です。古くは、酒や調味料などの発酵に始まり、細胞同士を融合させる技術が開発され、１９７０年代には微生物など簡単な生

植物細胞での核ゲノム、葉緑体ゲノム、ミトコンドリアゲノムの関係

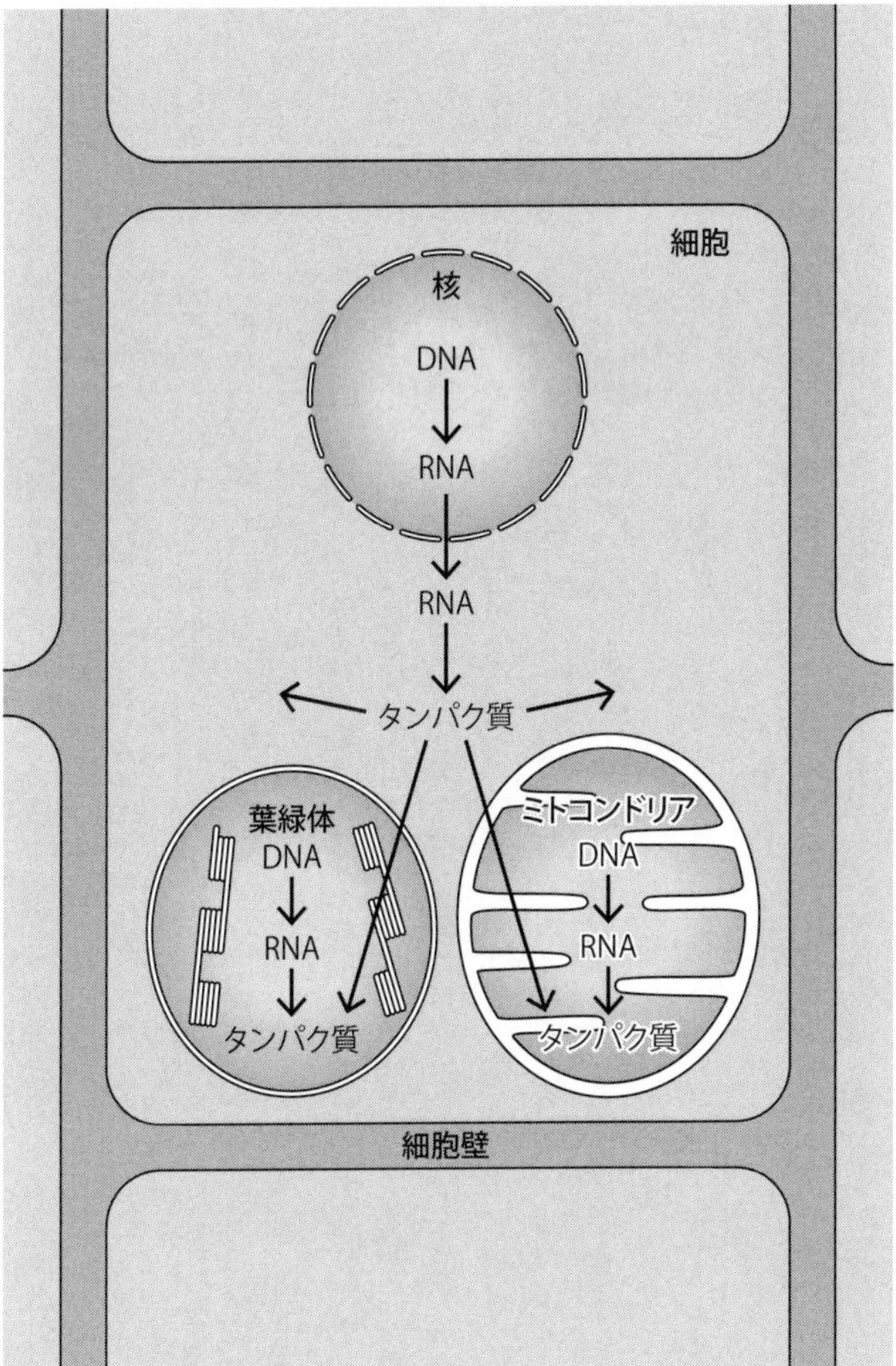

物で遺伝子を組換える技術が発展しました。次いで、1980〜90年代にはこの遺伝子組換え技術が植物に拡大され、最初の遺伝子組換え植物が作成されました。まもなく、遺伝子組換えした作物（GM作物あるいはGMOとも呼ばれています）が商業化されました。2000年代に入ると植物やヒトゲノムを解読（すべての遺伝子情報を読み取ること）する取り組みがスタートします。最近はゲノム編集などゲノムレベルでのバイオテクノロジーが主流となっています。

まず、バイオテクノロジーの基礎となる植物のゲノム構成についてお話しします。ある生物のゲノムというのは、その生物のもつDNA上にコードされたすべての塩基配列情報のことであり、その生物を規定し、生命活動を指令する設計図としての基本的な遺伝情報です。植物のゲノムは、核、葉緑体、ミトコンドリアの三つの細胞小器官の中のDNAに分かれて蓄えられています。そして、それぞれのDNAに蓄えられている遺伝情報が、メッセンジャーRNAに転写されタンパク質に翻訳されて細胞のなかで様々な機能を果たします。

核染色体ゲノム

そのうち、核内に存在する染色体DNAは三つの中で最も大きな情報を蓄えており、全ゲノム中の大部分のゲノム情報がコードされています。その大きさは、前にもお話ししたシロイヌナズナというゲノムサイズの小さな研究用のモデル植物でも約1・3億塩基あります（122ページ参照）。日本の人口と同じくらいですね。シロイヌナズナ以外の植物のゲノムサイズはその数倍から100倍の大きさです。例えば、イネは3・9億塩基、コムギはなんと170億塩基というように、ゲノムサイズにはかなり幅があります。ちなみにヒトのゲノムは30億塩基ですから、コムギより小さいということになります。

染色体のゲノムは二倍体と言って、通常は同じ遺伝子セットを2個持っています。従って、例えばシロイヌナズナの核染色体には、ほぼ同じ配列の1・3億個の塩基配列が2セット1対になって存在することになります。これが5対（10本）の染色体に分かれて存在しています。コムギの場合は祖先の異なる3種類のゲノムを同時にもち、それぞれ祖先ごとに7対の染色体（合計21対の染色体）に分布しています。これもコムギのゲノムサイズが大きい理由です。植物が受精する際には、母親（卵細胞）と父親（花粉）からそれぞれ半分ずつの染色体を受け継ぎます。

図に示したように、この核ゲノムに蓄えられた情報から作られたタンパク質は、葉緑体やミトコンドリアにも移動し、葉緑体やミトコンドリアのゲノムから作られたタンパク質と共同して働きます。一方、葉緑体やミトコンドリアのゲノムから作られたタンパク質は、それぞれの細胞小器官内に留まりその場所で機能します。

葉緑体とミトコンドリアのゲノム

葉緑体とミトコンドリアのＤＮＡにも遺伝情報が蓄えられています。しかし、その大きさは核染色体ほど大きくはありません。シロイヌナズナの核ゲノムには１・３億塩基あったのに比べ、葉緑体ゲノムは10万～20万塩基、ミトコンドリアゲノムは20万～２５０万塩基くらいです。

核は通常は細胞あたり1個しかありませんので、核染色体ゲノムも細胞あたり1個あるだけです。しかし、葉緑体とミトコンドリアは細胞の状態によって1細胞あたり複数個存在します。核ゲノムはその両親からの半分ずつの遺伝子を受け継ぎますが、葉緑体とミトコンドリアの遺伝子は、通常は母親に由来する遺伝子だけが子孫に伝えられます。人間にはは葉緑体はありませんが、核とミトコンドリアのゲノムを持ちます。核ゲノムは母親と父親に半分ずつ由来するのに対し、ミトコンドリアゲノムは母親にしか由来しないことは、植物も人間も同じです。

【コラム13】 植物ゲノム研究における日本人の貢献

植物のゲノム配列決定では、日本人研究者が大きく貢献しています。１９８６年には、名古屋大学の研究グループによってタバコの葉緑体ゲノム全塩基配列（約16万塩基対）と、京都大学の研究グループによってゼニゴケの葉緑体ゲノム全塩基配列（約12万塩基対）が、世界に先駆けて相次いで決定されました。筆者は、これらの論文が発表された直後の１９８７年に、ベルギー王国ゲント大学に留学していましたが、この葉緑体ゲノム配列決定の話題が出たとき、現地では、日本からの成果が大きな尊敬と驚きを持って紹介されていました。

その後、１９９６年には千葉県のかずさＤＮＡ研究所のグループによって、光合成生物としては初めて、光合成をする細菌であるシアノバクテリアの全ゲノム配列が決定されました。

高等植物のゲノムについては、１９９６年から日米欧の国際共同研究チームが分担してシロイヌナズナゲノム解析を開始し、２０００年12月に全ゲノム配列を発表しました。国際共同研究チームには、米国から３グループ、欧州から２グループ、日本からはかずさＤＮＡ研究所の１グループが参加しました。

欧米の研究グループはそれぞれの国政府から援助を得ていましたが、かずさＤＮＡ研究所は、日本政府ではなくてもっぱら千葉県が出資した研究機関です。日米欧がそれぞれ配列決定を分担したシロイヌナズナ染色体部分には、それぞれ研究に出資した組織の旗を貼り付けて分担の様子を示していました。米国とヨーロッパが分担した染色体部分には、それぞれ米国旗とヨーロッパ連合（ＥＵ）の旗がつけられましたが、

国際協力で実現したシロイヌナズナのゲノム配列決定

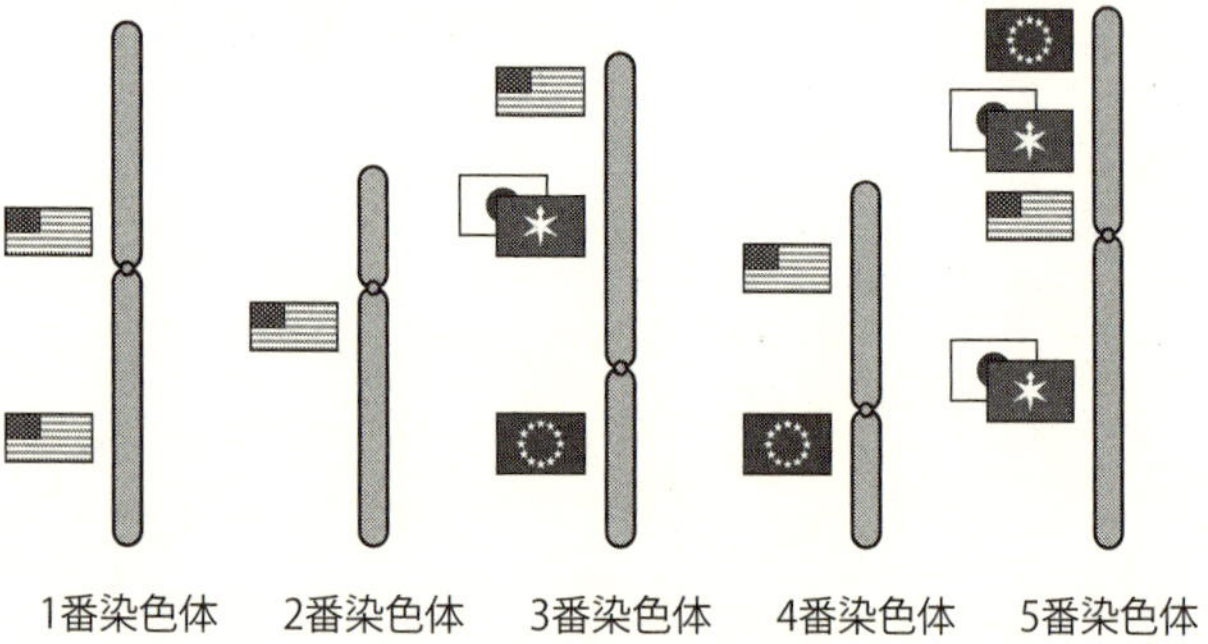

シロイヌナズナの染色体の模式図とゲノム配列決定の分担領域。
日本、アメリカ、ヨーロッパ連合で分担した。日本からは千葉県出資のかずさDNA研究所が参加したため、千葉県旗が重ねられている
（田畑哲之〈2000〉より改変）

日本の分担領域には日章旗と共に見慣れない旗が重ねてありました。実はそれは千葉県の旗だったのです。千葉県に住んでいる筆者としては、米国やＥＵと千葉県が同列に並び立っているようで誇らしい気持ちがしました。かずさＤＮＡ研究所の研究者は、世界に伍して活躍していますが、この例を見てもわかるように日本政府は基礎研究に対する重要性の認識は必ずしも十分でなく、ゲノム研究のような基礎研究に対する各国政府の理解度が示されているようでもありました。

　重要農作物のイネは、ゲノムサイズがシロイヌナズナの３倍ほどの大きさですが、日本の農林水産省が中

心となって10ヶ国・地域からなる国際共同研究チームを組織し、全ゲノム配列が２００５年に論文として発表されました。実は、それ以前の２００２年に中国の研究所と米国のアグリバイオ企業が中心となって、イネのドラフトゲノム配列が発表されましたが、文字通り〝草案〟（ドラフト）レベルの配列解読で不完全な解析でした。これに比べ、２００５年の日本がリードした国際共同研究チームの解析は、より完全にイネのゲノム配列を解明したのです。

その後、いくつかの農作物や薬用植物のゲノム解析や、遺伝子発現を示すＲＮＡについてのトランスクリプトーム解析（次項で説明します）が日本人研究者により推進されています。また、塩基配列決定後に重要となるゲノム上の遺伝子の機能同定にも、日本人研究者が大きく貢献しています。日本の植物科学の研究レベルは世界の中でも誇れるトップレベルの高さを30年以上にわたって保っているのです。

■ゲノミクスからの発展――すべてを見るオミクス

薬になる植物成分の生産をバイオテクノロジーによって人工的に行うために必要なのは、まず、その成分を作るための生合成に関わっている遺伝子を突きとめることです。生物がどんなゲノム配列をもっているのかがわかってきたこの10～15年ほど、以前とは比べものにならないほど、その生物をあらゆる面から根源的に明らかにする研究が進みました。そのパラダイムシフトとなったのが「オミクス研究」です。この画期的な最先端の研究方法について説明しましょう。

「オーム」と「オミクス」のもたらした革新的進歩

全遺伝子情報を表す「ゲノム」、全転写産物（RNA）に関する「トランスクリプトーム」、全タンパク質に関する「プロテオーム」、全代謝産物に関する「メタボローム」。これらの言葉の語尾には「オーム（-ome）」が付いています。「オーム」は「すべて、完全」などを意味する接尾辞です。これらに、「オミクス」（-omics）という接尾辞がつくと、「対象物のすべてを研究する」すなわち「網羅的研究」ということになります。

全遺伝子情報に関する「ゲノム」についての研究は「ゲノミクス」、全転写産物（RNA）に関する「トランスクリプトーム」については「トランスクリプトミクス」、全タンパク質に関する「プロテオーム」については「プロテオミクス」、全代謝産物に関する「メタボローム」については「メタボロミクス」と呼びます。この四つの分野を網羅的に研究することによって、生物の活動におけるさまざまな階層の要素をまず全て並べ上げて、それらを一つ一つ明らかにできる可能性を秘めているのです。

特に、これらのオミクス研究がもたらした革新的な進歩は、研究すべき対象の要素の数を無限個から有限個に限定できるようになったということです。というのも、オミクス研

分子生物学の中心命題とオミクス

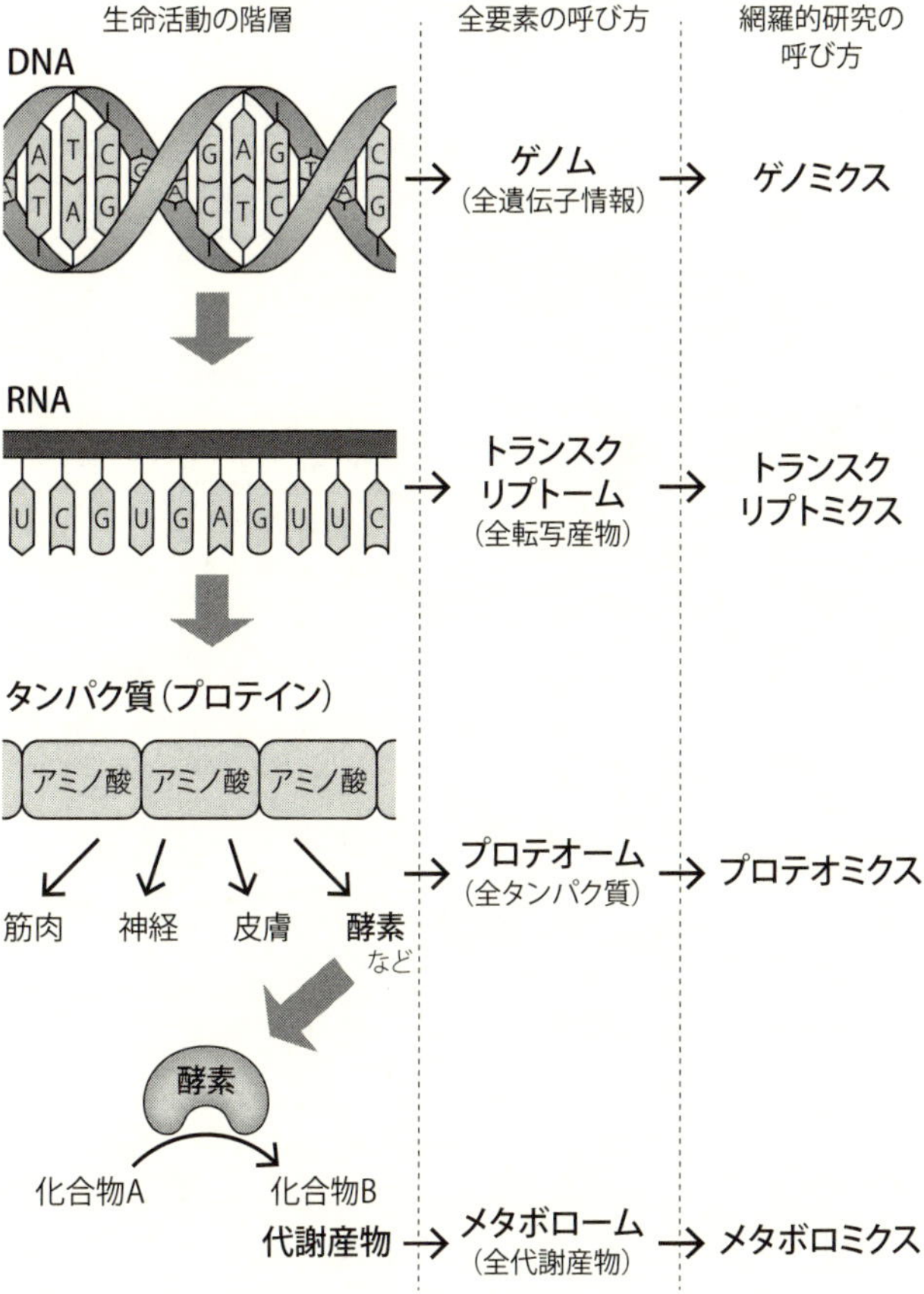

膨大な数の要素を全て調べ上げ、コンピュータで解析することが可能になり、勘や経験に頼らずに、根拠に基づいて研究対象を絞り込めるようになった

究が始まる前は、ゲノムにせよ、RNAにせよ、タンパク質にせよ、代謝産物にせよ、いったいいくつの要素を研究対象にしたら良いのかわからずにいた暗黒時代でした。

例えば、これまでは人間の病気の原因を調べようとすると、まず数万と言われる遺伝子の中から、限られた実験データや研究者の勘や経験を基に、まず「これだろう」と当たりをつけ、実験をしていました。当然、最初に選んだ遺伝子を間違えば、大きく遠回りすることになります。しかも原因が一つの遺伝子そのものではない場合もあります。生物活動では、遺伝子の設計図に従ってRNAが作られ、RNAの情報に応じてタンパク質が作られ、それを基に代謝産物が合成されるという経緯をたどりますが、その一連の経過も一方的ではなく複雑に関係し合っていますし、複数の遺伝子やタンパク質が関係している場合もあるからです。

しかし、分析機器やコンピュータによる情報解析が大きく発達して、それまでとは比べものにならないくらい、対象とする要素の分析精度も向上し、要する時間も短縮されました。その結果、遺伝子（ゲノム）やRNA、タンパク質、代謝産物といった「生物の様々な階層の要素」を網羅的に解析し、情報を得ることができるようになったのです。

こうして、まずゲノム配列が決定されると、それに伴って革新的な変革が始まりました。つまり、それぞれの階層のオミクスによってすべての要素をリスト化できるようになり、無限個の研究対象を手探りで調べる状態から、例えば、遺伝子ならばゲノム配列の結果明らかになった有限個の遺伝子に限定され、さらにそこから見当をつけた遺伝子に絞り込むことができるようになります。これは、研究を進める上で大きな変革です。真っ暗闇のなかで小さなところにだけスポットライトを当てて見ていた研究が、オミクスによって、まずは要素のすべてに光を当てることができるようになったのです。

オミクスによって遺伝子機能を決める

このような網羅的な研究手法が、研究の現場でどのように有効なのか具体的に示しましょう。

例えば、一つの植物種（シロイヌナズナ）の中のある代謝産物（フラボノイド）の生合成に関わる遺伝子を決定するとしましょう。すべてのフラボノイド成分の変動をメタボローム解析によって明らかにし、同時にすべてのＲＮＡの変動をトランスクリプトーム解析します。そうすると、成分変動と同じように発現変動するＲＮＡがフラボノイドを作るために関わっている遺伝子である可能性が高いと考えられるので、それらを候補遺伝子として絞り込みます。これは「遺伝子・代謝産物共発現解析」とよばれ、オミクスにより遺伝子機能を推定するための有力な手法です。次に、それらの絞り込んだ少数の候補遺伝子の機能を決定していきます。

別の方法としては、特定の植物成分の含有量や成分パターンの異なる複数の野生種や栽培種のゲノム配列を決定して、ゲノム上の突然変異をすべて明らかにし、これらの変異と成分蓄積パターンとの相関を調べる手法があります。たとえば前章で見たように（179ページ参照）、アルカロイド成分を作るルピナス（ビター変種）と作らないルピナス（スイート変種）のゲノム配列を決定すると、どのゲノム上の変異が成分変化と相関しているのか、さらには変異を持った遺伝子が実際に成分を作るために働いているのがわかるはずです。

植物のある成分変動と強く関連するゲノム変異が見つかれば、この突然変異が存在する遺伝子や周辺の遺伝子変異が、成分の生産に関わっていると考えられます。この手法は「ゲノムワイド関連解析（GWAS）」と呼ばれ、人間の病気の原因遺伝子を決定したり、個人のいろいろな病気になりやすい人となりにくい人のゲノムを調べ、どのゲノム上の変異がその病気と関連しているかを絞り込むというわけです。また、薬の効き具合を決める遺伝子の情報も個人ごとに分かりますので、一人一人に薬の投与計画が立てられます。これを「テーラーメード投薬」と言いますが、実際に抗がん薬のカンプトテシンについては患者さんの遺伝子情報から個別の投与計画を立てるようになって来ています。

成分の生合成に関係しそうだと絞り込んだ遺伝子に関して、その遺伝子を破壊した変異体植物や、遺伝子を過剰発現したり、発現抑制した遺伝子組換え植物を作成し、目的とする成分含量や成分パターンが変化していることを確認します。このようにある遺伝子を改変した植物で、成分パターンが変化していることが証明されれば、その遺伝子機能が確定されるというわけです。

植物そのもので遺伝子機能を証明することが難しい場合は、遺伝子組換えが植物よりも簡単な大腸菌や酵母に、該当する遺伝子を組み込んで、どのようなタンパク質が合成されるかを確認して、遺伝子機能を証明します。たとえば、私たちの研究グループが対象としているカンゾウ（甘草）では、酵母にカンゾウの遺伝子を入れて、カンゾウに特異的な成分であるグリチルリチンを作るかどうかを研究しています。

こうして植物成分の生合成過程での機能が同定された遺伝子を、次に述べるように遺伝子組換えやゲノム編集などにより、実際にバイオテクノロジーに応用します。

メタボロミクスによってわかること

植物が食品や生薬として用いられる時に最も重要なことは、どのような化学成分がどのくらい含まれているのかということです。これは「代謝表現型」と呼ばれる形質ですが、メタボロミクスによって明らかにすることができます。

メタボロミクスは、ある細胞に含まれている全ての代謝産物（メタボローム）を、質量分析計や核磁気共鳴分析計などの精密な化学分析装置によって明らかにする研究のことです。このメタボロミクスによって、理想的には全ての植物成分の種類と量を測定することができます。メタボロミクスとゲノミクスなどを組み合わせて植物を解析することによって、ゲノムや遺伝子の小さな違いや変異がどのように植物成分を変化させるかを明らかにすることができます。

植物は、生育の環境変化や遺伝子の突然変異によって代謝表現型が変動します。つまり、食品や生薬として私たちが口にする植物の成分が変動するのです。例えば、トマトは生育時の天候（環境変化）や品種（遺伝子の変異）によって、その色や味、香りなどが変わります。これが、代謝表現型の変化です。

もし、日本でも遺伝子組換えトマトが栽培されて市場に出回るような時には、それをどのように評価したら良いでしょうか？

究極的には、その遺伝子組換えトマトの代謝表現型をメタボロミクスで調べて、どのような成分がどのくらい変化しているのかを明らかにするのが理想的です。しかし、ここで気をつけないといけないのは、遺伝子組換えをしていないトマトでも、栽培の環境変化によって代謝表現型は変動しているということです（たとえば、同じトマトの品種でも千葉で取れたトマトと、より寒冷な地である長野で取れたトマトには違いがあります）。そこで、栽培条件での環境による変化と遺伝子組換えによる変化について、成分の変動がそれぞれどのくらいの大きさなのかを、定量的に評価しなければいけません。

現在までに行われた遺伝子組換え作物に関するいくつかのメタボロミクス研究によれ

ば、栽培環境の変化や従来の品種間での成分の変化の方が、遺伝子組換えによる成分変化よりもはるかに大きく、遺伝子組換えによる成分変化はあったとしてもその変化は非常に小さいことが明らかにされています。

メタボロミクス研究が進んだことで、植物の生育環境による成分変化や遺伝子の突然変異や改変による変化、すなわち代謝表現型の変動に与える様々な要因を客観的に評価できるようになりました。これによって、今後私たち消費者は遺伝子組換えといった問題についても、様々な情報を冷静に客観的に判断して、自ら選択できるようになると思います。

■植物の遺伝子組換えとゲノム編集

遺伝子組換えとそのインパクト

植物に、本来持っている遺伝子とは異なる外来遺伝子を導入して発現させせる遺伝子組換えの理論と技術が確立されたのは、今から30年以上前の1982〜83年頃のことでした。この頃、世界の複数の研究室からほぼ同時に、アグロバクテリウムという土壌細菌を使って、植物の核ゲノムに人工的に遺伝子操作した組換え外来遺伝子を導入し、その遺伝子が発現し、後代に安定して遺伝することが報告されました。

最初に実験に用いられたのは、切った葉からも容易に根が出て個体が生長し、花を咲かせるタバコでした。抗生物質耐性遺伝子をプラスミド（遺伝子操作に用いられる複製可能な

DNA）上にもつ土壌細菌アグロバクテリウムを用意し、そのアグロバクテリウムを切ったタバコの葉に感染させ、そこから個体を生育させ、花を咲かせて種子を採取します。すると、最初に得られた個体はもとより、種子が発芽した次世代植物の核ゲノムにも、元々プラスミド上にあった抗生物質耐性遺伝子が組み込まれ、その遺伝子が発現していました。

このように外来遺伝子を導入した植物を「遺伝子組換え植物」「トランスジェニック植物」あるいは「GM（遺伝子改変）植物」とも言います。この全く斬新な発見、発明とそれによる技術革新は、植物科学と私たちの日常生活にも計り知れないほど大きなインパクトをもたらしました。

遺伝子機能を決める逆遺伝学

まず、機能のわからない遺伝子を植物に導入して過剰発現したり、逆に遺伝子発現を抑制したり、遺伝子を破壊することにより、簡単にその遺伝子の機能を決めることができるようになりました。

このようにして、塩基配列しか分からない遺伝子の機能を決める手法は、「逆遺伝学」という手法として確立し、その結果多くの新しい遺伝子の機能が決められました。「逆遺伝学」というのは、従来の遺伝学が目に見える形質（表現形質）から、その原因となる遺伝子を決定する方向であるのに対して、塩基配列だけがわかっていて機能のわからない遺伝子から、その遺伝子が決めている表現形質（遺伝子機能）を決める研究です。易しく説明すると、従来の遺伝学では花の色が「赤い」という形質から、その原因となる遺伝子を突き止めるという手法でした。しかし、現在ではゲノムの配列はわかっているため、ある配列の遺伝子を抑制したり破壊した場合に、もし「赤い」形質が出なくなれば、その遺伝子こそが花の赤い色に関わっていたことが解明されるというわけです。

この逆遺伝学は、２０００年以降、植物のゲノム配列が次々と決定されるようになって初めて本格的に発展しました。この手法によりこの約15年間で多くの新しい遺伝子の機能が解明されました。

私たちの生活と遺伝子組換え植物

基礎研究への貢献の他に、遺伝子組換えの技術は、植物に外から遺伝子を導入して新しい形質を付与する「分子育種」という実用的な面に直ちに応用されました。１９８２〜83年の最初の実験的な遺伝子組換え植物の作成から10年余りのうちに、米国で最初の遺伝子組換えトマトが実用化されました。これは「フレーバー・セーバー」と名付けられた、細胞壁の分解を抑えることにより日持ちを良くしたトマトです。

その後は、除草剤耐性や害虫抵抗性、耐病性を付与した多くの作物が実用化されています。これらの遺伝子組換え作物は、後に述べる観賞用のバラを除き日本では商業的な栽培はされていませんが、植物油などの加工食品、家畜飼料、綿製品などの原料として大量に輸入され、すでに私たちの生活を支えています。

例えば、輸入穀物のうち遺伝子組換えの割合は、とうもろこしでは80%、大豆では90%に達しています。実際、食用油を販売している大手メーカーの食用油原料のうち、大豆、なたね、とうもろこし、綿実はいわゆる「遺伝子組換え不分別」が原料です。この「遺伝子組換え不分別」とは、遺伝子組換えしていない原料と遺伝子組換えの原料を、流通過程で分けていないという意味ですが、実質的にはほとんどが遺伝子組換え原料と考えられます。

また、遺伝子組換え穀物は家畜の飼料として多く使われ、それらは私たちが食べる食肉、牛乳、鶏卵の元として生活を支えています。つまり、日本の畜産は遺伝子組換え作物なくしては成立しないと言っても過言ではありません。また、世界の綿花の75%は遺伝子組換えですので、私たちが着ている綿製品のほとんどは遺伝子組換え綿花から作られています。

このように、すでに20年以上にわたって私たちの生活になくてはならないものになっている遺伝子組換えですが、こうした初期の遺伝子組換え作物は、除草剤耐性などの農業的な生産性をあげることを目的としたものでしたので、消費者にとっては直接的にそのありがたみがわかるというものではありませんでした。しかし、このような農業の生産性を向上させた第一世代に対して、第二世代の遺伝子組換え作物は、バラの花弁の色を青に変化させたり、植物成分（ポリフェノールなど）を改変して健康にまつわる機能を付加するというような、消費者の関心や利益に直接、訴えかけるものが開発されています。

【コラム14】植物バイオの巨星

20世紀の植物科学と植物バイオテクノロジーにおける最も大きな発見、発明として、アグロバクテリウムによる植物遺伝子組換えの理論と技術の確立が挙げられます。この理論と技術によって可能になった植物での遺伝子組換えは、植物科学の研究だけでなく、植物バイオテクノロジーの産業化によって私たちの生活に大きな変革をもたらしました。

その黎明期にあたる1982～83年に、ベルギーとドイツの連合研究グループと、米国の二つの研究グループの合計三つの研究グループから、同時に初めての遺伝子組換え植物の作出が報告されました。この研究は元々、ベルギーのゲント大学のシェル博士とファン・モンタギュー博士の研究グループの「アグロバクテリウムという病原性の土壌細菌はなぜ植物に感染するとクラウンゴールという腫瘍を作るのか？」という基礎的な興味にもとづく研究から始まりました。

研究を進めるうちに、腫瘍形成はアグロバクテリウム中に存在するプラスミドDNA（細菌内で染色体DNAとは別に存在する複製可能なDNA）の一部が植物ゲノムに挿入され、そのDNA上の遺伝子が発現することによって引き起こされることが明らかになりました。このことは、自然界ではすでに、アグロバクテリウムと植物の間で遺伝子組換えが行われていたことを示しています。

この事実が解明されると、直ちにこの自然界での遺伝子組換えの方法を利用して、人工的な組換えが行われました。つまり、植物における遺伝子バイオテクノロジーは、このように自然界ですでに生物自体が行っていた遺伝子組換えを模しているだけなのです。

その後、この理論と技術が植物科学の基礎研究とバイオテクノロジー産業にもたらした衝撃や、この理論と技術からの産物が私たちの生活にもたらした恩恵の大きさは計り知れません。いまや世界の大豆生産の83％、綿生産の75％、とうもろこし生産の29％、なたね生産の24％（いずれも2015年のデータ）が遺伝子組換えです。これらの遺伝子組換え作物は、日本でも多く輸入しており、私たちの生活を支える家畜の飼料や食用油、衣料品などになくてはならない原料として使われています。

この研究に黎明期から取り組んだ二人のベルギー人巨星であるシェル博士とファン・モンタギュー博士は、その後1998年に日本国際賞を受賞するなどの栄誉に輝きました。残念ながらシェル博士は２００３年に亡くなりましたが、ファン・モンタギュー博士は現在も健在でブリュッセルにお住まいです。最初に遺伝子組換え植物の作成に成功した世界の三つの研究グループのリーダーであったベルギーのファン・モンタギュー博士、米国のチルトン博士、フレーリー博士に、２０１３年の世界食糧賞（食料および農業分野のノーベル賞と言われています）が与えられました。

筆者はかつてファン・モンタギュー博士の研究室に在籍したことがあり、この植物バイオテクノロジーの巨星から直接指導を受ける幸運に恵まれました。いまでも折に触れて交信し、いつも適切な助言を得ており、その先進的な考えに触発され続けています。

青いバラ――夢はかなう

第二世代の遺伝子組換え作物のなかでも、サントリーが２００９年に発売を開始した「青いバラ」は植物二次代謝の改変が成功し、日本で発売認可され、日本で生産している遺伝子組換え植物として画期的なものです。

花弁の色はそこに含まれるアントシアニン色素によって決まります。アントシアニンの中でもデルフィニジンという成分があると青くなるのです。バラには青い花弁の品種がありませんが、これはバラにはそもそもデルフィニジンを作る酵素遺伝子がなくて、デルフイニジンを作れなかったからでした。

そこで、サントリーの研究者は青い花のパンジーからデルフィニジンを作る酵素遺伝子を取り出し、それをバラに導入して、さまざまな苦労を乗り越えて、最後には計画通り青いバラを作ることに成功したのです。自然界には青いバラは存在しないので、「ブルー・ローズ（青いバラ）」という言葉は不可能なことやかなわない夢を意味しています。それが、最新のバイオテクノロジーの力によって夢がかなったのです。これは日本の植物科学とバイオテクノロジーのレベルの高さを象徴的に示した出来事でした。

パープル・トマトで長生きできる？

もう一つ、アントシアニン生合成を改変した遺伝子組換え植物の例を紹介します。前に述べたようにアントシアニンには強い抗酸化作用があり、発がんを抑制したり、動脈硬化になりにくくする等の効果が期待できます。そこで、遺伝子組換えによりアントシアニンを多く含むように改変し、健康機能作用を増強した遺伝子組換えトマトを作成した英国の研究例があります。

アントシアニンを多く含むトマトを作るために、キンギョソウの花弁の色素生合成に関わる2個の転写制御因子の遺伝子をトマトに導入しました。転写制御因子というのは遺伝子の発現をコントロールしているタンパク質のことで、この場合は花弁の色を決めるアントシアニン生合成酵素遺伝子の発現をコントロールする転写制御因子を使いました。作成されたトマトは予想通りアントシアニンを多く蓄え、そのため紫色をしていたので、「パープル・トマト」と命名されました。このパープル・トマトをがんになりやすい実験マウスの食餌に加えると、マウスの発がんが抑えられました。現在、このパープル・トマトのジュースを商品化する試みが欧米で進められています。

今、話題のゲノム編集とは？

遺伝子組換え植物は、本来その植物が持っていない遺伝子を導入するため新しい形質を付与できますので、新品種の植物を作るためには非常に有用です。しかし、いざこの遺伝子組換え作物を、そのまま食品として使うとなると、社会的に受け入れられにくいのが現状です。一方、多くの突然変異体から特定の形質を持った変異植物体を選抜して用いる従来の育種法は、社会が広く受け入れています。たとえば、突然変異で美味しいリンゴができれば、その個体を選抜して増やして新しい品種を作ることなどは古くから行われています。

そこで最近は、この突然変異をゲノム上の狙った場所にだけ正確に引き起こす「ゲノム編集」という技術が新しい育種法として開発されてきました。この手法では、最終的な品種には外来遺伝子は導入されておらず、必要な箇所にだけ突然変異を起こしているので、従来から受け入れられている変異選抜と同じ結果の育種が可能になります。この手法は最近開発されたばかりですので、まだまだ応用例は少ないのですが、今後の発展が楽しみです。

一例として、前章でも説明したジャガイモの毒性ステロイドアルカロイド（186ページ参照）の含量を少なくしたゲノム編集が、筆者も参加した合同研究チームでも成功しています。まず、ジャガイモの毒性ステロイドアルカロイド生合成に関与するコレステロールを作る遺伝子を同定し、その遺伝子をゲノム編集技術で選択的に欠失変異して毒性アルカロイド含量を減らすことに成功しました。ジャガイモは世界中で食されている重要な作物ですので、その毒性成分を新育種技術で減らすことは、人口増加に伴う将来の食料増産の必要性を考えると大切な課題です。

■遺伝子を使って微生物で植物成分を作る

薬や健康機能をもつ植物成分の生産は、もともとの植物を使っておこなうことが最も自然なのですが、植物は複雑な構造をもち制御が難しいなどの難点もあります。そこで、もっと仕組みが単純で、簡便に遺伝子操作や制御ができる大腸菌や酵母などの微生物を使って植物由来の遺伝子を発現し、複雑な植物成分を作る研究も盛んにおこなわれています。

抗マラリア薬アルテミシニンを作る

すでに何度かお話ししたアルテミシニンという化合物は、クソニンジンというキク科植物に含まれるセスキテルペン誘導体ですが、抗マラリア薬として有名で２０１５年のノーベル生理学・医学賞に輝きました（１４６、１４８ページ参照）。マラリアは熱帯、亜熱帯の地域で発生し、いまも多くの住民患者の命を奪っています。マラリアの流行地域は世界の貧困層の分布地域と一致しており、安価で有効な抗マラリア薬を安定供給する必要性があります。そこで、有効な抗マラリア薬であるアルテミシニンを安価に安定供給する研究が始まりました。

まず、クソニンジンからアルテミシニン生合成の最終産物に近い中間体であるアルテミシン酸という化合物までを作る数個の酵素遺伝子が単離されました。次に、これらの遺伝子を酵母で発現することによって、アルテミシン酸を1リットルあたり25グラムまで作れるようになりました。アルテミシニンは分子内ペルオキシドという特徴的な構造を有していますが、酵母を使って生産したアルテミシン酸を最後は化学的に変換することで、効率的にアルテミシニンを作ることができます。

このように薬用植物から有効成分の生合成に必要な遺伝子を単離し、それを用いて酵母など微生物での生産と化学的変換を組み合わせ、抗マラリア薬を効率的に作ることができるようになったのです。

甘草の甘味成分グリチルリチンを作る

前にも述べたように、グリチルリチンは生薬「甘草」の主要成分で、甘草という名前の由来にもなっている甘味成分です。カンゾウは中国を中心としてユーラシア大陸に広く分布していますが、根を薬用に使うため栽培には時間がかかりますし、収穫後の砂漠化も危惧されます。また、日本への甘草の輸入はほとんどが中国からですが、近年中国国内での需要も伸びているために、甘草の輸出には中国政府が制限をかけています。そのため、将来的に甘草やグリチルリチンの供給不安が懸念されており、バイオテクノロジーによるグリチルリチンの生産が望まれています。

グリチルリチンの生合成に関しては、カンゾウの網羅的な遺伝子発現（トランスクリプトーム）データから、鍵となるチトクロームＰ４５０という酵素の遺伝子を二つ同定することができました。次に、それらの遺伝子を酵母で発現することにより、グリチルリチンから糖部分がはずれたグリチルレチン酸の生産に成功しました。グリチルリチンの生産に必要な出発物質は酵母でもできますので、カンゾウから単離したグリチルレチン酸生合成に必須な複数の遺伝子を導入発現（植物の遺伝子を酵母に組み込んで、その遺伝子を発現させてタンパク質を作ること）して、生合成の流れを本来酵母が作る成分から、グリチルレチン酸の方向にシフトすることによって、酵母での生産が成功したのです。

まだ、酵母でのグリチルレチン酸生産は、天然の甘草からの抽出に比べて供給量やコスト面で十分ではありませんが、今後この酵母でのバイオ生産手法を使って生産性の増大とコスト削減、新しいグリチルリチン誘導体の開発にも期待が持てます。そうすれば、カンゾウの栽培地の天候や中国の輸出政策に左右されることなく、グリチルレチン酸を安定的に工場で作ることができるようになります。さらに、より薬効の優れたグリチルレチン酸に似た成分を酵母で作れるようになる可能性もあります。近い将来には、こうして人工的に作った新しい化学成分を、薬や化粧品として使うようになるかもしれません。

第七章　人類は植物とどのように相互共存していくべきか？

これまでの章で、植物の生存戦略として、あるいはさらに広く植物と昆虫や動物との相互作用の戦略として、植物の特異的二次代謝産物が重要な役割を果たしており、その生合成や生産は極めて巧妙な仕組みで行われていることがわかっていただけたかと思います。

私たち人間はこうした二次代謝産物を、医薬品やサプリメントなどいろいろな用途に使用しています。プロローグで書いた「人間の側から見ると、植物が私たちに恵みを与えてくれているようですが、植物側から見ると人間に恩恵を与えようとしてこうした成分を作っているわけではありません」という言葉の意味もわかっていただけたでしょうか。

さて、最終章となるこの章では、人類はどのように植物と相互共存していくべきかという大きな命題について考えてみたいと思います。

地球を汚さない精密化学工場

農業や石炭燃料が社会的生産の主流を占めていたのは19世紀頃まででした。20世紀の前半には石油が新たなエネルギー資源として開発され、その後、現代に至るまで石油化学が私たちの社会の様々な基盤を支えています。しかし実は、石油や石炭は、太古の時代に植物を中心とする光合成生物が残した遺産なのです。

約2億年前、地球が温暖で二酸化炭素濃度も高かった時代に植物や光合成をする微生物が繁殖し、その大量の遺骸が蓄積したものが高温、高圧の条件下で液化し、石油ができたと考えられています。また、石炭も、地中に埋もれた植物が2000万年～約3億年の時を経て、完全に腐敗分解せず炭化したものというのが定説です。

私たちの生活を支えている燃料や化学合成品の元となる石油や石炭などの資源は、このように、もともと太古の昔に植物や光合成微生物が太陽のエネルギーを使って、二酸化炭素を有用な有機化合物（石油のオイルなど）に変換し、蓄えているものです。その有機化合物をもう一度燃やして、酸化変換する時に発生するエネルギーを使うことにより、私たち人間の生活は成り立っているのです。つまり、石油や石炭をエネルギーや工業原料として使うことは、太古の昔に地球に降りそそいだ太陽エネルギーを植物が上手に備蓄してくれていたものを、一方的に、そして短い時間に大量に消費していることにほかなりません。

また、現代の農業に肥料は欠かせませんが、その農業肥料の中で重要なものにリンがあります。このリン肥料はほとんどがリン鉱石から作られていますが、これも実は太古の生物の遺産なのです。動植物、微生物や海洋プランクトンの死骸が堆積し、これらの生物がもつ大量のリン化合物が鉱物化したものがリン鉱石と考えられています。

こうしてみると、現代社会がいかに太古の時代の植物や光合成微生物などの働き（すなわち太陽エネルギーを使って二酸化炭素から有機化合物を作る光合成＝同化代謝という働き）に依存しているかがわかります。

それればかりか、われわれはかつて光合成生物が作った有機化合物を分解、利用する過程で、地球温暖化をもたらす二酸化炭素をはじめ有害な窒素酸化物、硫黄酸化物、ダイオキシンなどを発生し、地球環境を汚しているのです。こうして人間が発生させた二酸化炭素や有害物質を、再び光合成によって有用な有機化合物にし、無毒化してくれる役割も、また現生の植物が担っています。

植物は太古の昔から現代に至るまで、地球を決して汚さず、環境浄化をしながら有用な化学物質を作り出す、最も高度に設計され、注意深く運転されている浄化機能と物質生産機能を兼ね備えた理想的な精密化学工場であるということができるでしょう。その働きが、この地球の持続可能性を支えているのです。

生物多様性とゲノム多様性

地球上にある種子植物あるいは顕花植物（花が咲いて種子をつける植物種）の総数は、少なく見積もっても22万〜26万種と考えられています。そのうち、いままでゲノム配列が決定された植物種はわずか１００種程度に過ぎません。ＤＮＡの塩基配列決定技術は年々格段に進歩していますので、今後ゲノム配列が決定される植物種の数も格段に多くなるでしよう。しかし、すべての植物種の配列が解明されるわけではありません。経済的な有用性が明らかでない植物にまでコストをかけてゲノム配列を決定することはできないからです。

もちろん、ゲノム配列が決定されたからといって、直ちにその生物のあり方や成り立ちについてすべてを理解できるわけではありません。しかし、その生物を規定する全情報が含まれているゲノムの配列情報をできるだけ多く蓄えておけば、その植物の成り立ちや、作り出す成分についてもより深く理解できるはずです。

また、よく知られていない植物のなかには、私たちがまだ知らない植物成分とそれを作る遺伝子が沢山あるはずです。これらの未知の植物成分が薬となって私たちの寿命を延ばすことに貢献するかもしれないのです。

生物多様性ホットスポット

しかし、現実はかなり過酷です。現在、地球上の植物種のすべてが知られているわけではありません。特に、熱帯雨林地域は植物種が豊富で、まだまだ多くの未知の植物種が存在するはずです。こうした植物種は稀少であるがゆえに今まで発見できず、むしろ発見される前に絶滅してしまうことが危惧されています。地球上には人間に知られることなく、絶滅してしまう植物もたくさんあるのです。

現代の生物種が絶滅に至る原因の多くは人為的なものです。制限のない開発や乱獲、外来種の分布拡大などが大きな要因となり、自然の生態系が脅かされています。日本国内を見ただけでも7000種の野生植物のうち約1700種が絶滅に瀕していると言われています。

読者のみなさんも「生物多様性ホットスポット」という言葉を聞いたことがあるかもしれません。世界の35の地域（熱帯アンデスやカリブ諸島、マダガスカル周辺やアフリカの一部、地中海、カリフォルニア、日本も含まれます）が「生物多様性ホットスポット」に指定されていますが、地球の陸地面積の約2％強にしかならないこの小さな地域に、地球上の植物種の約半数が生息しているのです。そして、その地域における植物の多様性は危機に瀕しています。

このような厳しい現実を踏まえると、私たち人類はまず、できるかぎり植物の種とゲノムの多様性を保全しなければなりません。同時に、ゲノムに隠されている植物の機能や、そこから産み出される多様な植物成分とその生産のしくみを解き明かすことが必要です。そして、明らかになった成分や原理を、植物に敬意を払いながら有効利用する、という道筋を考えなければならないと思います。それが、いわば宇宙船地球号に同乗している多様な生物の一員としての私たち人類が、植物や他の生物に敬意を払いながら果たすべき役割なのではないでしょうか。

新薬の6割は天然物からのヒント

生物やゲノムの多様性の保全と利用という話をしましたが、ある植物種のゲノム配列が解明されても、その植物が生産する成分の構造までを正確に予測することはできません。このような成分の化学的多様性の解明や、薬としての利用のためには、化学成分の単離と化学構造の決定、その成分のもつ生物活性の解明が必要になります。

過去30年に開発された新薬がどのような起源をもつかを調べたデータがあります。それによると、純粋に化学合成から得られた新薬は全体の約4割しかありません。残りの6割は、天然から得られた成分や、薬の化学構造の主要部分が天然物由来であったり、人工的に合成されたものでもその合成経路は天然物の生合成経路を真似ているなど、何らかの形で天然物にヒントを得たり触発されたりして開発されたものです。天然物の中には植物ばかりではなく微生物や海洋生物なども含まれますが、なんといっても、植物が薬を開発するための大きな化学的多様性の源泉であることに変わりはありません。

しかし、すでに述べたように、地球上の全植物種のうちおそらく10％未満の植物種しか、そこに含まれる成分や生物活性についての研究はされていません。ですから、これからの人類と植物の共存には、生物やゲノム多様性の保全や解明と共に、植物の化学的多様性の解明と利用も同時に行う必要があるのです。

遺伝資源の持続的な利用とCOP10

生物のもつ多様性や、そこから派生する化学的多様性などは「遺伝資源」の一部であるとされています。遺伝資源というのは、生物のゲノムに蓄えられた遺伝情報に由来する有益な資源のことで、将来利用される価値があり、人類にとって潜在的価値をもつもののことです。20世紀終盤になって、欧米や日本などの遺伝資源を使ういわゆる先進国と、遺伝資源を豊富に有し資源を提供する開発途上国との間の不公平性が問題とされるようになってきました。つまり、先進国は、開発途上国が有する固有の植物等の遺伝資源を利用して利益を得ながら、遺伝資源を提供した国や地域には十分に還元してこなかったという「バイオパイラシー（生物学的海賊行為）」という問題です。こうした問題を解決してゆくために生物多様性条約が生まれ、我が国は1993年に条約を締結しています。

この条約の締約国による会議が「COP」です。2010年に名古屋で開催された生物多様性条約第10回締約国会議（COP10）で、遺伝資源の持続的な利用と公平な利益配分が議論されました。この会議では、生物多様性の保全や持続可能な利用に貢献するために、利用者は資源の提供国から事前の同意を得て遺伝資源を利用することや、その商業的利用で得られた利益や研究成果を提供国に配分することなどが定められました。これが「名古屋議定書」と呼ばれる生物多様性条約の議定書です。日本を含め世界の多くの国が署名したり、国内措置を準備したりして批准しました。

２０１４年には韓国で開かれた生物多様性条約第12回締約国会議（ＣＯＰ12）で、50ヶ国以上の批准が得られ、発効に至りました。ただし、議定書では適用対象となる遺伝資源を取得した時期をいつまで遡及するかについての定めがなく、この点について先進国と資源国の間での問題は残っています。しかし、今後この条約に基づいて、遺伝資源についてその起源や由来を尊重した利用が行われることは確実です。

宇宙船地球号を支える植物――未来に向けて

地球の人口は、20世紀に入り世界の近代化、産業化とともに急激に増加し、現在は毎日20万人、毎年７０００万人ずつ増加しています。その結果、２０１６年現在で全人口は73億人を超え、２０５０年には90億人に達し、21世紀中に１００億人に達するだろうと予想されています。この地球が今まで経験したことのない人口を支えるためには、今まで以上に食料や水の安定的な供給が不可欠です。

そのためには、まず二酸化炭素を固定して食料や家畜飼料の一次生産を担う植物の生産性を向上させないといけません。第四章でルビスコのことに触れましたが、光合成を担う植物の酵素の働きの効率を高める研究なども重要となります。

また、植物の生産には水が不可欠です。食料を生産して輸送するということは、生産地の水を使ってその水を消費地に輸送することと同じであると言われています。従って、少ない水でも食料の生産を確保できる植物を開発しなければいけません。

人口の増加に対応するためには、食料や家畜飼料として用いる植物の供給を増やすだけでなく、光合成生物の遺産である石油・石炭などの化石資源に替わる燃料やエネルギーの供給も生み出さないといけません。化石資源は、遅かれ早かれいずれ枯渇しますし、消費した化石資源からはその消費分に相当する量の二酸化炭素が発生するのです。

太陽発電や水力、潮力、地熱、風力などのクリーンな自然エネルギーの開発が急務ですが、植物バイオマス（間伐材や藁、穀物の搾りカスなど広く植物に由来する原料を利用してエネルギー源とすること）の利用も考えないといけません。植物バイオマスの利用は、元となる植物が光合成過程で二酸化炭素を吸収するので、これを燃焼させても地球上の二酸化炭素を増やさない、差し引きゼロのニュートラルなエネルギーの供給になるとされています。

20世紀以降の地球人口の増加とあいまって地球の気温も上昇しており、過去約100年の間に地球の気温は0・7〜0・8度上昇したと言われています。この地球温暖化の原因は複数ありますが、温室効果のある二酸化炭素ガス濃度の上昇が最も影響が大きいと言われています。特に、この30年間に大気中の二酸化炭素濃度は急激に増加しているのです。

現在まで、地球は植物などの光合成生物が有する二酸化炭素の固定機能によって、人間の活動によって排出された二酸化炭素を吸収固定し、大気中の二酸化炭素濃度のバランスを保って来ました。しかし、現在このバランスは崩れつつあり、このまま放置しておくと、二酸化炭素の増加によって、宇宙船地球号の沈没に繋がりかねません。そのためにも、これまでに述べてきたような植物の光合成機能を高めるような改良、利用は不可欠です。

また、地球温暖化が進むと暑い地域に限られていた感染症（マラリア、デング熱など）の危険性が、今まで温暖、寒冷だった地域にも広がります。このためにも、植物成分を感染症の薬として利用する可能性に期待が寄せられます。また、第一章で述べたように、単一の植物成分だけを薬として使うのではなく、生薬や漢方薬のように多成分からなる植物エキス製剤の可能性も探らないといけません。

地球という閉じられた世界の中で、植物などの光合成生物は太陽エネルギーを利用できるという植物独自の機能によって、エネルギー・燃料・工業原料や食料・薬となる有用物質の生産や二酸化炭素の循環に貢献し、地球上の生命の根本を支えているのです。従って、宇宙船地球号に同乗している人類は、実はその生存が全面的に植物に支えられているのです。

このように考えると、「人類は植物とどのように相互共存していくべきか？」という問いを発することすら不遜に思えます。私たち人類は、全面的に植物に支えられているということを自覚しなければなりません。また、この物言わぬ植物を正しく理解し、敬意を払い、上手におつき合いしていくことが、人類や植物などの全生命が同乗する宇宙船地球号を安全に航海していくために不可欠なことなのです。

エピローグ

筆者は、生薬学や薬用植物学、ゲノム機能科学、メタボロミクス、バイオテクノロジー、植物化学、植物代謝、植物生化学・分子生物学などの研究、教育をしています。

このように、植物の化学成分やそれを薬として使う研究や教育をしていますと、一般の方々や学生から決まって言われることがあります。例えば、次のようなコメントや質問です。

「生薬や漢方薬って、植物からとれるのですよね。だから、体にとても良いのでしょう?」

「西洋薬に比べて生薬や漢方薬は植物をそのまま使っているから、副作用がないのでは?」

「植物成分を使った薬や健康食品は、人工合成じゃないから毒じゃなくて、体に優しいでしょう」

「私は○○(持病の名前)気味なので、××(植物の名前)の煎じ薬を飲んでいます。植物は私を癒やしてくれます」

「普通の薬は作用が強くていやなのですけど、生薬や漢方薬は植物からできているから穏やかなので、よく飲んでいます」

その上、産業界や官界、行政関係の方たちからも次のように言われることがあります。

「いまは健康ブームですから、〝植物からとれた〟というだけで商品のイメージが良くなるのです。なにか、良い材料やアイデアはないでしょうか？」

「最近、テレビにも良く出てくる植物成分の○○作用に注目しています。これを××の商品開発に使えないでしょうか？」

「○○（植物や生薬名）に含まれる××（成分名）に関心があります。バイオ生産は可能でしょうか？」

「国民の健康長寿への関心が高まっていますので、副作用のない生薬や植物成分の研究開発支援に関心があります」

「医療費の削減の観点からも、生薬や植物健康成分による、セルフメディケーションを推進したいところです」


このような質問やコメントを頂けることは、研究者としてはうれしい限りですので、毎回できるだけ丁寧にお答えするようにしています。確かに、生薬などの成分の混合物からなる植物抽出物を、上手に薬として使うのは東洋医薬の知恵であり、その中でも我が国での使い方は洗練されています。

しかし、このような質問やコメントに対して、私はいつもどこか釈然としない思いで、心のなかで少し苦笑いをしながら対応していました。それは、「植物の側から見たときには全く違った見方になるのにな」という思いがあったからです。

本書で述べましたように、植物は私たち人間に「優しくするために」、私たちの「体に良いもの」を作っているわけでは決してないのです。

植物は、厳しい進化の歴史の中で、極めて巧みに設計された精密化学工場によって、多様な化学成分を作るという機能を発達させて、進化の歴史の厳粛な審判に耐えてきたのです。

それを、私たち人間は少しだけお借りして使わせてもらっているに過ぎません。

本書は、このような私自身の中で、長い間釈然としない思いのままでいた違和感を題材にしました。

いわば、本書はもの言わぬ植物からの伝言メッセージです。

多くの人々に関心のある、生薬や植物成分を取り上げた、わかりやすい一般書は多く出版されていますし、インターネットでも簡単に調べることができます。そこで、個々の生薬や植物成分に関するトリビア的な記載の多くは、それらの優れた成書やウェブの記載に譲りました。

むしろ、本書では植物はなぜ、どのように、このような多様な化学成分を作るのか、という根源的な問題を、植物の側から捉えることに重きを置きました。

なぜ筆者がこのような問題にとりくみ始めたかも説明しておきたいと思います。

筆者は、植物化学成分が植物のなかでどのようにできるかという、生合成の解明から研究をスタートしました。その後、この生合成研究でわかったことを、植物での遺伝子組換えや、バイオテクノロジーに応用する研究に携わりました。さらに、２０００年以降ゲノム時代に突入してからは、メタボロミクスとゲノム機能科学研究に研究領域を広げました。

この間、一貫して、薬用植物などの多様な植物で作られる多様な植物成分の不思議さに魅せられていました。とりわけ、なぜ、植物はかくも多様な化学成分を作るのだろう？どのようにして、多様な成分を作るのだろう？　これを作る酵素やその遺伝子は、どのように進化してきたのだろう？　このように特異的な化学成分（二次代謝産物）は、植物にとってどのような役割や意義があるのだろう？　という根源的な問題に取り憑かれています。

それと同時に、おそらく人類の誕生とともに、このように多様な植物化学成分を薬として使い、さらに常に新薬を開発しつつある、私たち人類の知恵の素晴らしさにも驚かされています。さらには、おそらく本来的に植物成分を介して相互作用している、植物と人類を含めた生命同士の関わりあいも、大きな関心事です。

最近のようにゲノム研究が進むと、質的にも量的にもこの分野の研究が大きく進展していきます。ゲノムに刻まれた、現生の植物に至るまでのこれまでの進化の様子が、少しずつわかってきました。そればかりでなく、ゲノム研究を進めれば、未来の予測もできるのではないかと期待されます。

ゲノム研究は、現在シロイヌナズナなどのモデル植物で大きく進んでいますが、薬用植物などではまだまだこれからです。しかし、近い将来には、薬用植物などの多様な植物で、ゲノム研究とその展開であるゲノム機能科学や、ゲノム編集技術などの先端バイオテクノロジーが大きく進むと予想されます。


本書でも述べたように、地球の人口は21世紀中に100億人に達するだろうと予想されています。薬となる植物成分に限らず、光合成に依拠した植物の自立的な生産性は、食料、燃料、工業原料を作り出し、さらに二酸化炭素の循環の鍵として宇宙船地球号に同乗している、私たち人類の生存を支えています。

私たち人類は、私たちの命の源であるこの植物のことをもっと良く理解し、上手に利用しながら、人類と植物の関係も新しい段階に進まなければならない時代に来ています。

本書の執筆開始から2年が過ぎました。その間、一般向けの新書執筆の難しさを痛感いたしました。特に、専門的な用語や概念をいかに易しく、なおかつ正確に伝えるかという難しさに直面しました。しかし、その作業はそれまで当然と思ってやり過ごしていた事柄を、一般的な視点から見直す作業でもあり、私にとっても有益なものでした。いくつかの点は、多くの人にわかりやすくという点を優先したため、専門家の立場からみると科学的な正確性や厳密さをやや犠牲にした記述になっていることはお許し願いたいと思います。また、筆者の思い違いや知識不足による思わぬ間違いがあるかもしれません。筆者の不勉強をご容赦願うとともに、お知らせいただければ幸いです。

本書を執筆するにあたり、様々な示唆、助言、資料、写真を頂きました、千葉大学および理化学研究所の同僚や関係者、若い研究室員の皆様に感謝申し上げます。これらの皆様との共同研究や議論がなければ、本書の執筆はあり得ませんでした。最後に、一般読者の立場から本書を読みやすく校正して頂きました飯塚りえ氏、藤田淑子氏に感謝いたします。

2017年1月

斉藤和季

■参考文献一覧

稲垣栄洋『たたかう植物――仁義なき生存戦略』(ちくま新書　筑摩書房　2015年)
梅基直行「毒のないジャガイモはつくることができるのか?――グリコアルカロイド生合成遺伝子の同定とこれから」(化学と生物53、843-849　2015年)
大石道夫『DNAの時代　期待と不安』(文春新書　文藝春秋　2005年)
大山修一、山本紀夫、近藤史「ジャガイモの栽培化――ラクダ科動物との関係から考える」(国立民族学博物館調査報告84、177-203　2009年)
勝元幸久、田中良和「青いバラへの長い歩み」(化学と生物43、122-126　2005年)
北川勲、三川潮、庄司順三、滝戸道夫、友田正司、西岡五夫『生薬学　第4版』(廣川書店　1992年)
小島正美『誤解だらけの遺伝子組み換え作物』(エネルギーフォーラム　2015年)
小清水弘一「アフリカ大陸植物生態圏に生理活性物質を求めて」(ファルマシア29、604-608　1993年)
斉藤和季「時代はゲノム解析を駆使した『テーラーメイド投薬』へ」構成:飯塚りえ(ヘルシスト228、2-7　2014年)
斉藤和季「植物メタボロミクス　開拓と挑戦」(ファルマシア43、691-696　2007年)
嶋田幸久、萱原正嗣『植物の体の中では何が起こっているのか――動かない植物が生きて

いくためのしくみ』（ベレ出版　2015年）

杉山達夫（翻訳　監修）、Bob B. Buchanan, Wilhelm Gruissem, Russell L. Jones（編）『植物の生化学・分子生物学』（学会出版センター　2005年）

園池公毅『光合成とはなにか――生命システムを支える力』（ブルーバックス　講談社　2008年）

滝戸道夫、指田豊『カラーグラフィック＊薬用植物――常用生薬写真・植物性医薬品一覧　第3版』（廣川書店　2007年）

竹田忠紘、高橋邦夫、斉藤和季、小林義典（編）『天然医薬資源学　第5版』（廣川書店　2011年）

田中修『植物はすごい　七不思議篇――知ってびっくり、緑の秘密』（中公新書　中央公論新社　2015年）

田中治、野副重男、相見則郎、永井正博（編）『天然物化学　改訂第4版』（南江堂　1992年）

田畑哲之「シロイヌナズナゲノム塩基配列決定プロジェクトのゴールを迎えて」（化学と生物38、661-665　2000年）

長澤寛道『生き物たちの化学戦略――生物活性物質の探索と利用』（科学のとびら58　東京化学同人　2014年）

中林亮、浅野孝、山崎真巳、斉藤和季「統合メタボロミクスによる有用植物資源の開発」（化学と生物52、313-320　2014年）
日本生薬学会（監修）『現代医療における漢方薬』（南江堂　2008年）
ノーマン・テイラー（原著）、難波恒雄、難波洋子（訳注）『世界を変えた薬用植物』（創元社　1972年）
船山信次『毒があるのになぜ食べられるのか』（PHP新書　PHP研究所　2015年）
牧野利明『いまさら聞けない生薬・漢方薬』（医薬経済社　2015年）
松田史生、岡咲洋三、斉藤和季「メタボローム-QTL解析を用いた玄米代謝物組成にかかわる自然変異の探索――コメ品質の遺伝的な差をメタボローム分析で探索する」（化学と生物51、792-794　2013年）
山崎真巳、斉藤和季「毒草は自分の作る毒では死なない～植物が毒（=薬）を作るしくみの解明～」（千葉学ブックレット　千葉の健康―6　薬学の世界をのぞく、千葉大学大学院薬学研究院、70-71　2010年）
山崎幹夫『薬の話』（中公新書　中央公論社　1991年）
山崎幹夫『歴史の中の化合物――くすりと医療の歩みをたどる』（科学のとびら27　東京化学同人　1996年）
山崎幹夫、斉藤和季（編）『薬用資源学　第2版』（丸善　2002年）

吉岡ゆうこ、ネオフィスト研究所『人と薬の羅針盤　黎明編』（じほう　２０１３年）
吉川雅之（編）『生薬学・天然物化学　第２版』（化学同人　２０１２年）
『第十七改正　日本薬局方』（厚生労働省）

参考にした主なウェブサイト

ウィキペディア　https://ja.wikipedia.org/
KNApSAcK　http://kanaya.naist.jp/knapsack_jsp/top.html
PCIDB – PhytoChemical Interactions DB　http://www.genome.jp/db/pcidb
TAIR　https://www.arabidopsis.org/
日本植物生理学会　みんなのひろば https://jspp.org/hiroba/q_and_a/
日本植物細胞分子生物学会　http://www.jspcmb.jp/index.html
植物科学への誘い　http://www.jspcmb.jp/PSP/index.html
日本薬学会　薬学用語解説　http://www.pharm.or.jp/dictionary/wiki.cgi
日本生薬学会　http://www.jsphcg.or.jp/index.html
生薬・薬用植物のページ、身近な野生植物のページ　http://www2.odn.ne.jp/~had26900/

斉藤和季（さいとう　かずき）

1977年東京大学薬学部製薬化学科卒業。同大学院薬学系研究科に進学。82年薬学博士号取得。ベルギー・ゲント大学分子遺伝学教室博士研究員などを経て千葉大学大学院薬学研究院教授。現在は、理化学研究所環境資源科学研究センター長、千葉大学名誉教授、同大学植物分子科学研究センター長。生薬学、薬用植物や植物成分のゲノム機能科学、バイオテクノロジーなどの研究と教育に携わる。紫綬褒章、文部科学大臣表彰科学技術賞、日本薬学会賞、日本生薬学会賞、日本植物生理学会賞などを受賞。

文春新書

1119

植物《しょくぶつ》はなぜ薬《くすり》を作《つく》るのか

2017年 2 月20日　第 1 刷発行
2023年10月25日　第11刷発行

著　者　　斉　藤　和　季
発行者　　大　松　芳　男
発行所　株式会社　文　藝　春　秋

〒102-8008　東京都千代田区紀尾井町 3-23
電話（03）3265-1211（代表）

印刷所　　理　想　社
付物印刷　　大　日　本　印　刷
製本所　　大　口　製　本

定価はカバーに表示してあります。
万一、落丁・乱丁の場合は小社製作部宛お送り下さい。
送料小社負担でお取替え致します。

ISBN978-4-16-661119-5